ERREURS POPULAIRES

EN MÉDECINE.

DES

ERREURS POPULAIRES

EN MÉDECINE

PAR

L.-A. MOURET

DOCTEUR EN MÉDECINE, MÉDECIN DES ÉPIDÉMIES DE L'ARRONDISSEMENT D'YSSINGEAUX, LAURÉAT
DE L'ACADÉMIE DE MÉDECINE, MEMBRE DE PLUSIEURS SOCIÉTÉS SAVANTES.

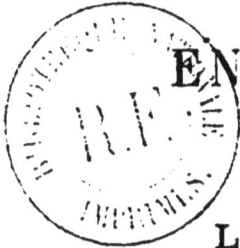

> Quand on travaille sur les
> connaissances humaines, on
> trouve plus d'erreurs à détruire
> que de vérités à établir.
> (CONDILLAC.)

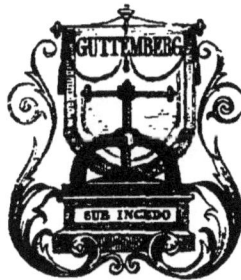

GUTTEMBERG

SUB INCEDO

LE PUY

TYPOGRAPHIE ET LITHOGRAPHIE M.-P. MARCHESSOU

1872.

PRÉFACE

~~~~~~~~

Un sujet aussi important que celui des erreurs populaires en médecine a été traité déjà plusieurs fois et magistralement par les plumes les plus autorisées : il suffit de nommer Bachot, Joubert, Primerose, Brown, Vic d'Azir, Richerand, pour en donner la preuve. Nous n'avons pas la prétention d'égaler de pareilles autorités et ce travail n'a sa raison d'être que parce qu'il vise un tout autre point de vue.

Les auteurs précités ont traité la question dans l'intérêt de la science médicale et sous forme d'enseignement, s'adressant exclusivement au public médecin, discutant les théories de leur temps bien plus que les erreurs du peuple. Notre travail, au contraire, s'adresse aux personnes étrangères à l'art, dans le but de leur signaler leurs propres erreurs et de vulgariser quelques données exactes à la place de choses ignorées ou mal appréciées.

I

Pour beaucoup de personnes peu éclairées, dans les campagnes, c'est à peine s'il existe une science médicale, des écoles spéciales, des professeurs. Un médecin, c'est celui qui s'occupe de médecine ; dans nos hameaux, on qualifie de médecin toute personne qui passe pour conseiller des remèdes : le charlatan qui vend son onguent sur la place publique ; le colporteur qui s'en va dans les campagnes offrir, avec les épices et les aiguilles, le vermifuge ou l'élixir de longue vie ; le rebouteur qui prétend à la science des fractures et des luxations ; les médicastres accrédités qui, dans les villages, vendent des paquets de simples bons à guérir tous les maux ; les empiriques de toute sorte qui s'adressent à l'ignorance ou à la superstition pour les rançonner ; les illuminés, les prétendus sorciers encore tant en crédit dans nos petites localités, tous indistinctement sont désignés sous le nom de médecins.

Le médecin lui-même, le vrai, n'est au milieu de tout cela qu'un privilégié ; autorisé entre tous, par suite de quelque faveur qu'il tient probablement des relations sociales que sa position et sa fortune lui ont procurées, et qui lui ont valu la place qu'il occupe. Au-dessus de ce milieu ignorant, où se produit une telle confusion, on se fait une idée assez inexacte de ce qu'est véritablement la science médicale et de tout ce qu'on exige de la part de ceux qui prétendent à être de dignes interprètes de l'art.

Enfin un peu partout, en haut comme en bas, il existe des erreurs communes et des préjugés nombreux sur la médecine, la chirurgie et le médecin lui-même. Il y a donc utilité à publier un travail sur ces matières, pourvu que, faisant trêve au langage scientifique, on le rende accessible à toutes les intelligences. Ce sera, nous le croyons fermement, combler une lacune qui existe dans le catalogue des livres utiles.

La médecine est vieille sur la terre comme l'humanité. Dans le moment solennel où la première femme donna le jour au premier-né, l'expression de ses douleurs, s'exhalant en de plaintifs gémissements, dut retentir dans le cœur de l'homme et exciter en lui un sentiment nouveau, né de la sympathie, de l'amour, de la pitié, de la solidarité ; en un mot le désir de soulager sa compagne.

La médecine est donc contemporaine des premiers âges du monde, et c'est dans le meilleur des sentiments humains qu'on trouve son berceau. Aussi quelque hauteur qu'elle ait atteinte dans l'ordre scientifique, elle n'a jamais

oublié sa noble origine — la sympathie pour la
souffrance de son semblable — elle a inscrit le
devoir de combattre le mal avec zèle, abnégation et désintéressement au frontispice même
de son enseignement public. Une science aussi
nécessaire et aussi bienfaisante dut être de
bonne heure en honneur chez tous les peuples.

Aussi, dans les temps antéhistoriques et légendaires, c'est Esculape, fils d'Apollon et de
la nymphe Céronis, qui enseigne la médecine
aux hommes et reçoit de leur reconnaissance
les honneurs divins.

Constituée en corps de doctrines dès la plus
haute antiquité, elle est enseignée comme une
branche importante des études philosophiques.
600 ans avant notre ère elle a pour interprète
Pythagore. Quelques siècles plus tard, un des
plus grands génies qu'ait produits l'humanité,
Hippocrate, se révèle au monde et jette sur la
médecine un éclat impérissable.

Voilà, quant à l'antiquité et à l'illustra-
tion, des lettres de noblesse qui doivent conserver à la médecine la confiance que de longs
siècles, la gratitude des peuples et la considération des hommes éclairés lui ont accordée.

Et pourtant ce travail est destiné à revendiquer les droits de la médecine à cette confiance et à cette considération, à proclamer

encore une fois l'autorité de la science : il est destiné à montrer comment et combien l'ignorance des choses qui la constituent, chez les personnes étrangères à l'art médical, est profonde. Comment de cette ignorance profonde sont nés les préjugés et les erreurs, œuvres d'imposteurs, de médicastres indignes qui l'exploitent à leur profit et au détriment de la santé publique.

Cet opuscule est aussi destiné, après avoir placé la médecine et la chirurgie en face de la société actuelle, à démontrer la cause des erreurs, à poursuivre les préjugés, à démasquer les pratiques audacieuses des empiriques, à initier le public aux procédés de ces jongleurs dignes des temps de la plus obscure ignorance, de ces prétendus thaumaturges, qui sous le nom de sorciers que leur donnent les masses populaires, contribuent tant à altérer l'estime qui est due à la science sérieuse, tout en battant monnaie aux dépens de leur pauvre et trop crédule clientèle.

Grand ennemi de l'erreur, adversaire énergique des idées arrêtées, comme on dit ici, du parti pris, de l'entêtement, du préjugé ; cherchant le bien et la vérité avec courage, ayant la haine de tout ce qui produit le mal et l'erreur, animé de quelque zèle pour combattre, plein de confiance en la science, grand admirateur du bien qu'elle répand si libéralement sur le monde, j'ai souffert, j'ai gémi pendant toute ma vie à la vue des maux qu'engendre l'ignorance, non-seulement en médecine, mais encore dans toutes les questions qui animent la société et qui en sont comme la physiologie. En philosophie, dans les sciences sociales, en politique, en médecine, partout l'ignorance produit les plus grands maux. Je ne veux point désigner ici cette ignorance simple et prudente qui n'est qu'une sorte de sommeil intellectuel dont dorment tant de personnes d'ailleurs estimables; non, pour cet état je me sens plein d'indulgence; c'est de cette sorte d'ignorance dont un proverbe anglais dit si excellemment — l'ignorance modeste est une science utile. — Je parle de cette ignorante active, désagréable, arrogante et commune qui est mère de l'erreur et du préjugé.

On remarque qu'il n'est personne de plus animé dans la discussion, de plus ardent à la propagande, de plus affirmatif et souvent de plus convaincu, que celui qui parle de ce qu'il ignore. Celui-là ne doute de rien, s'il a admis une erreur, il la pratiquera si bien, qu'au bout de peu de temps ce sera pour lui un préjugé dans toute sa force; il ne pourra plus jamais s'en défaire; la plus vive lumière le trouvera *et le laissera aveugle ; foyer d'ignorance, il rayonnera l'ombre, il obscurcira tout ; autour de lui-même, il reproduira l'erreur comme la lumière rayonne et fait le jour.*

N'est-ce pas un devoir pour chacun, dans la sphère qui lui est propre, de travailler à déchirer, sans se lasser, les voiles qui abritent l'erreur au détriment de la vérité? le progrès et la civilisation sont à ce prix. Répandre la vérité, l'instruction, détruire ou, au moins, combattre les mauvais errements, faire appel comme auxiliaires à la raison, au bon sens, les opposer sans relâche aux erreurs populaires, tel est, il me semble, le devoir de tout homme dévoué au progrès social.

S'il fut jamais une matière sur laquelle l'ignorance ait largement exercé son importante fatuité, ait donné naissance aux croyances les moins justifiables, aux erreurs les plus grossières, aux préjugés les plus pernicieux, aux paradoxes les plus inattendus, c'est bien la médecine.

En général, dans le monde, on parle un peu de tout, par la raison qu'on sait de tout un peu. On a quelques notions exactes en beaucoup de matières bien qu'on ne les possède pas dans leur ensemble. On parle un peu de chimie, un peu de physique, un peu d'économie sociale, on sait un peu de droit, on en possède des données suffisant à quelques intérêts dans bien des circonstances ; la médecine a le singulier privilége que tout le monde en parle beaucoup sans en savoir les choses les plus élémentaires ; c'est la science que l'on ignore le plus et dont tout le monde se mêle peu ou prou, sans en savoir un traître mot.

En cette matière chacun se targue d'une expérience qui lui est propre ; les uns ont une théorie des humeurs, les autres des forces, des nerfs, celui-ci sur les ravages du sang, cet autre sur les vapeurs... demandez à ce monde amateur ce que c'est qu'une humeur, ce qu'il entend par des vapeurs, par la puissance nerveuse? les plus avisés vous répondront par des explications ou des définitions qui plongent le médecin dans un étonnement indicible et toujours nouveau, galimatias sans nom, verbiage insaisissable sans forme ni raison, débité, ma foi, gravement, et on le voit, avec une conviction qui serait fort comique, si on ne songeait aux tristes conséquences qu'elle peut produire une fois ou l'autre.

Ces folles prétentions, ces théories médicales qui excitent la curiosité, qui étonnent et amusent, ne sont guère autrement dangereuses tant qu'elles ne prétendent qu'à une certaine érudition et qu'elles se maintiennent dans la région élevée d'une théorie dogmatisante ; mais elles deviennent une véritable calamité, elles font un mal immense, quand elles ont la prétention de s'introduire dans les faits de la pratique quotidienne, et que vous les rencontrez à chaque instant au lit des malades.

Il faut voir alors l'empirique, la commère, le théoricien quel qu'il soit, vantant sa panacée, dans un langage tout empreint d'un ton d'infaillibilité doctorale ; ce sont des sentences, des axiomes, des aphorismes, qui rappellent l'école de Salerne. Quand un de ces conseillers vient à se placer ainsi entre le malade et le médecin, la résistance à nos conseils devient souvent invincible. On n'ose pas toujours résister ouvertement, mais on conspire dans l'ombre, on peut avoir l'air de céder, mais l'expérience nous a appris que, la plupart du temps, la prescription du médecin sera mise de côté pour lui substituer celle de la personne étrangère à l'art, qui sera venue vanter ou son remède de Leroi, ou l'homéopathie, ou la somnambule, ou le camphre divin... Que l'on soit bien convaincu qu'il résulte de tout cela les plus grands inconvénients.

Signaler ces dangers, stigmatiser ces travers, les dévoiler aux personnes intelligentes

et prudentes, afin de les ranger sous notre ban-
nière dans ce combat contre l'ignorance, nous
a semblé une chose éminemment utile. Mais
peut-on nourrir l'espoir un peu fondé de détruire jamais ces erreurs?

Parmi elles, il y a le préjugé qui reste presque indestructible ; le préjugé est une opinion
adoptée presque sans retour, acceptée sans examen, léguée le plus souvent par la tradition :
C'est une opinion toute faite, portant avec elle
ses conditions de conviction et pourtant ne re-
posant sur rien qui puisse la justifier. C'est
un siége tout fait, que l'on accepte et dans lequel on s'endort, sans que jamais l'autorité de
la raison ni celle de la science puisse troubler
ce sommeil. C'est un parti pris une fois pour
toutes de croire une chose fausse; c'est une
idée arrêtée, une volonté irrévocable, aveugle,
de nier ou d'affirmer. Jamais un préjugé ne
consent à être discuté, à descendre dans l'a-
rène, à subir l'investigation du savoir, de la
science, ni même du simple bon sens.

Rien n'est plus dommageable au progrès que
ce genre de travers. Pendant que la raison
mûrit les découvertes de l'esprit, pousse à
l'étude, au perfectionnement, au progrès, lui,
le préjugé, reste absolument stationnaire, c'est
sa nature propre : toutes les découvertes du

génie viendront se briser contre ce roc qui
possède une immense puissance d'inertie. Des
siècles de démonstration, de vérité et d'évidence
n'auront aucune prise sur lui. Il s'est attribué
par avance l'inviolabilité, et il restera debout
et invulnérable au milieu de toutes les vérités
qu'il blesse. Dans des combats, il est vrai, quel-
quefois héroïques, on voit succomber l'erreur
qui s'avoue vaincue; le préjugé jamais : c'est
l'erreur volontaire, rien n'est plus haïssable.
Il suffit qu'un sot ait pu dire un jour une grande
absurdité, devant un auditoire ad hoc *pour*
qu'il soit né une de ces erreurs qui vont tra-
verser les âges et vivre indéfiniment sans qu'on
puisse prévoir le moment où l'humanité en sera
débarrassée. Cessante causa non cessat effec-
tus.

Nous le répétons, nulle science n'est autant
infectée de ce travers incommode que la mé-
decine. Aucune ne se prête mieux à l'établisse-
ment de son despotique empire, parce que aucune
ne repose sur des phénomènes plus difficiles à
observer. La médecine, science d'observation,
exacte seulement dans une certaine mesure, non-
seulement à cause des inconnues qui y existent
encore, mais aussi par sa méthode, l'induc-
tion, toujours limitée par les limites mêmes de
l'intelligence humaine, a pour base des faits

subtils et d'une interprétation délicate, n'ayant
eux-mêmes de lumière que pour les yeux exer-
cés à voir dans leurs obscures profondeurs.

Dans l'apparence, au contraire, la plupart
de ces faits présentent une grande clarté : cet
éclat de la surface égare le vulgaire, comme
la lumière, le soir, égare l'insecte obstiné qui,
malgré les avertissements de la douleur qu'il
éprouve à son contact, vient s'y mutiler et s'y
détruire. C'est ainsi que nous voyons chaque
jour l'ignorance en médecine produire le mal,
faire naître des infirmités ou pousser dans
la tombe ces fanatiques de médications incen-
diaires et à outrance, prônées par la sottise
ou la cupidité ; médications exclusives dont le
public décuple encore les dangers, ne sachant
ni prévoir les cas d'exception, impérieusement
imposés par les circonstances, ni accommoder
les doses, les quantités à toutes ces causes in-
dividuelles qui ne peuvent être prévues par les
auteurs, telles que le tempérament, les habi-
tudes, l'âge et une foule d'autres circonstan-
ces.

Enfin, si l'erreur et le préjugé en médecine,
comme en bien des choses, se rencontrent sur-
tout dans les masses, c'est-à-dire là où l'in-
struction a le moins pénétré, il ne faudrait
pourtant pas croire qu'une certaine instruction

et un certain monde soient une égide suffisante contre des erreurs manifestes et une crédulité plus ou moins niaise. Nous verrons, dans le cours de ce travail, que les classes instruites ne sont pas toujours à l'abri des croyances les plus sottes et des pratiques les plus absurdes, les plus incroyables.

De même il ne faudrait pas croire que tous les donneurs de conseils ni toutes les commères se trouvent exclusivement dans la multitude. Beaucoup de personnes bien nées et instruites sont possédées de cette ambition; c'est une des plaies de la médecine. On trouve un certain charme à s'installer près d'un malade; on lui tâte le pouls, on prend un peu de ce je ne sais quoi, qu'on nomme l'air doctoral, et l'on prône son remède.

La commère de village n'en sait pas long, mais elle est très-érudite sur les avis de confiance à accorder ; elle connaît tous les Charigny, les Merlin en sabots, les Fontanarose du département. Si c'est pour telle maladie, il faut aller là, si c'est pour autre chose ici; on munit un exprès d'une fiole contenant certain liquide et l'on va consulter l'oracle, quelquefois même on vient auprès des médecins pour cela.

Dans le monde, dit comme il faut, ce n'est pas le même genre d'intervention, mais il finit

par paraître plus ennuyeux encore au médecin ;
vous demandez au malade ce qu'il sent, l'assistance vous répond par une foule d'appréciations sur la nature de la maladie. On con-
trôle tout, autour du malade ; on commente les
prescriptions du médecin, la nature des médicaments, les doses, l'opportunité ; le médecin
se recueille gravement dans sa responsabilité
morale, pendant qu'il formule son ordonnance,
il éprouve toujours péniblement le sentiment
que cette responsabilité lui impose ; les officieux, les conseillers, hommes ou dames, joue-
ront, sans s'en douter, avec la vie d'un malade,
par suite de conseils peut-être pleins de dangers et qu'ils donnent avec assurance.

Ce que j'ai dit de la ténacité, de l'irréduc-
tibilité presque absolue du préjugé et des erreurs, m'a fait hésiter un instant sur la mise
à exécution de ce travail. Je me demandais si
je ne ferais pas aussi bien de me détourner
de la tâche ingrate que j'allais entreprendre.
Depuis trente ans, je n'ai cessé de poursuivre
l'erreur et le charlatanisme, quel qu'il fût et
d'où qu'il vînt, autorisé ou non autorisé ; j'ai
recueilli plus d'ennuis que de palmes.

Pourtant, une réflexion qui plaisait à mon
zèle m'a dit qu'aucune parcelle de vérité n'é-
tait jamais absolument perdue ; que, jetée dans

le champ de la raison, la semence, douée de vie, rencontre avec le temps un coin de terre dans lequel, poussée par les courants divers de la pensée humaine, elle rencontre des conditions de germination favorables à son développement. Le progrès est lent, le préjugé presque inébranlable, par conséquent la lutte incessante et presque sans compensation dans l'heure présente : eh bien! travaillons pour l'avenir. Comme l'ont fait les générations du passé pour les productions de toutes sortes, constituons le capital ; accumulons les valeurs qui, à un moment donné, serviront à parfaire la rançon de l'ignorance et de la sottise.

Cet opuscule n'est pas destiné à traiter de toute la matière que pourrait recouvrir son titre. Mais je m'appliquerai surtout à n'omettre aucune des erreurs qui sont le plus particulièrement accréditées dans nos Cévennes.

Je donnerai, à l'occasion, quelques conseils sur l'emploi des moyens destinés à remplacer avec utilité des procédés et des pratiques usuelles.

Mon but aussi est de traiter la question des choses de la médecine à un point de vue général; de les présenter au public sous leur vrai jour, afin de lui inspirer pour elles une confiance salutaire et bienfaisante, confiance qu'on leur marchande quelquefois avec parcimonie; de faire taire ces doutes; de combattre les hésitations; de montrer le mal qui résulte si souvent de la négligence et des atermoiements qui donnent à la maladie le temps de grandir jusqu'à l'incurabilité; d'inspirer une réserve salutaire aux donneurs officieux de conseils, à ces personnes sympathiques et de bonne foi dont l'intervention est souvent dangereuse à leur insu, et qui, en tous cas, en donnant l'exemple d'une immixtion habituelle en des matières fort délicates de leur nature, tendent à attiédir la confiance absolument nécessaire en celui qui représente seul avec autorité le premier des arts utiles.

Cet opuscule n'a qu'un but, celui d'être de quelque utilité pratique; si ce but n'est pas atteint, au moins ce travail n'aura-t-il été inspiré que par le désir le plus pur et le plus patriotique d'y parvenir.

L'auteur sollicite par avance l'indulgence de ses confrères, pour cet essai qu'il leur dédie, avant de l'offrir au public. Il croit pouvoir compter sur leur sympathie. Qu'ils n'épuisent pas toute leur indulgence pour le fond, afin qu'il leur en reste pour la forme, ils savent combien l'exercice pratique laisse peu de liberté au publiciste.

La médecine rurale est une des plus rudes professions libérales qui existe. Le médecin de campagne n'a de libre que de bien courts instants : lié de jour et de nuit à un travail des plus incidentés, il ne peut compter ni prévoir les heures d'isolement favorables aux occupations de cabinet. A la fatigue morale que font naître les nombreuses préoccupations de la clientèle, vient se joindre la lassitude physique. On passe une partie de sa vie à cheval ou en voiture ; souvent, en rentrant, on se sent vaincu, accablé par la chaleur dans l'été, transi de froid en hiver.

A ce métier, comme nous disons quelquefois dans nos moments de mauvaise humeur, la pensée s'alourdit et la plume se rouille ; trop isolé, privé des frottements scientifiques indispensables au bon entretien de surfaces que le repos trop prolongé recouvre de fâcheuses aspérités, si le style ou la dialectique laissent des traces trop apparentes d'incorrection, on a peut-être quelques droits au bénéfice des circonstances atténuantes.

Dᴿ *MOURET.*

CHAPITRE Ier.

De la science médicale.

Avant d'entrer dans l'examen des erreurs que
commet journellement le public dans certaines circonstances spéciales, nous devons exposer, dans leur
ensemble, les appréciations générales qui ont été
faites, à diverses époques, sur l'utilité de la médecine et celles qui se produisent de nos jours.

Des esprits possédés par la tendance au scepticisme,
des hommes d'ailleurs fort éclairés, écrivains aimés
du public, s'habituant au paradoxe, ce côté si at-
trayant de la dialectique pour les gens d'esprit ou
qui y prétendent, parfois mécontents de la médecine
qui n'avait su leur plaire ou les guérir, ont répandu
dans le monde des doutes sur la certitude de la
science. Les disputes de l'Ecole, elles-mêmes, jugées
par un public curieux qui y entendait peu, ont con-
tribué à leur donner des armes contre elle. Cette
secte assez puissante, au dix-huitième siècle — époque de rénovation philosophique et de paradoxe —

n'a pu tenir contre les progrès immenses d'une science qui s'est universalisée ; puis, comme toutes les erreurs, elle a laissé, dans un certain monde, des pessimistes disposés, sinon à la nier et à s'en passer absolument, au moins à faire de l'esprit à propos de sa certitude.

Voilà, certes, un préjugé qu'il convient d'examiner avant tout autre ; n'est-il pas le père de tous ceux qui ont leur point de départ dans l'initiative individuelle substituée à celle du médecin?

Avant d'affirmer toute notre confiance dans une science enseignée avec tant d'autorité, il ne nous en coûte point d'avouer qu'elle a eu ses périodes nébuleuses comme les lettres et les arts en général. Vraiment scientifique et savante pendant les beaux siècles de Rome et d'Athènes et pendant la belle période arabe, la médecine tombe après l'invasion des barbares dans le sommeil et l'obscurité. Cette éclipse ne cesse même pas avec la renaissance des lettres, et, à cette époque, il s'établit une routine grossière qui constitue toute la médecine.

D'obscurs praticiens croient racheter par la forme ce qui leur manque dans le fond ; ils adoptent, dans leurs rapports avec la société, un langage particulier et des prétentions ridicules ; pour en imposer au vulgaire et quelquefois aux grands, on ne les entend plus parler qu'un mauvais latin indigne des maîtres qu'ils prétendent interpréter ; tout en eux, jusqu'à leur accoutrement, conspire contre la considération à laquelle ils prétendent.

Des études fort mal dirigées, quoique sur de bons

auteurs, en tutelle sous les lois paralysantes d'Aristote, tout enfin contribua à discréditer une science qui n'avait plus que de semblables interprètes. On peut donc faire à la critique cette concession, c'est que, jusqu'au milieu du seizième siècle, elle avait perdu ses droits à l'estime des vrais savants. On s'étonnerait moins qu'à cette époque elle eût été sifflée par quelque bon pamphlétaire qui lui eût infligé les stigmates que notre grand *Poquelin* lui prodiguait un siècle plus tard, justement au moment où les sciences médicales se relevaient avec énergie de leur torpeur séculaire et attiraient les regards bienveillants des plus illustres penseurs ; à ce moment où Descartes, fuyant çà et là les regards courroucés des péripatéticiens, préparait dans l'ombre la méthode analytique qui était particulièrement propre à jeter un grand lustre sur les sciences d'observation, et devait placer la médecine, sans conteste, au sommet des sciences naturelles.

Dans l'état actuel de nos connaissances, voyons d'abord, car beaucoup de personnes l'ignorent, quelle est la série de garanties scientifiques que l'on exige de la part de ceux qui prétendent à la redoutable mission de veiller sur la vie de leurs semblables.

Au préalable, et comme gage d'instruction générale, on demande, avant d'accepter un candidat aux études médicales, les deux diplômes de bachelier ès-lettres et ès-sciences ; dans toutes les autres carrières dites libérales, on demande l'un ou l'autre de ces actes probatoires ; mais, pour la médecine, on a considéré que, si la connaissance des sciences était nécessaire, celle des lettres et de la philosophie n'était pas moins indispensable et on a exigé le plus grand complément possible de première instruction.

Quand, vers l'âge de vingt-deux à vingt-trois ans, l'on est enfin pourvu de ces deux diplômes, on est admis à se faire inscrire à l'École de médecine.

A ce moment, et avant de s'occuper de médecine proprement dite, le postulant doit se mettre à même de répondre dans des examens très-sérieux, pendant les premières années, sur des matières qui comportent la plus grande partie des sciences naturelles. La physique, la chimie, la botanique, la zoologie, la minéralogie et l'anthropologie.

Quand le jeune adepte a satisfait d'une manière convenable aux examens que contient ce programme, on le dirigera dans les salles de dissection pour y étudier *l'anatomie*, c'est-à-dire la connaissance de l'homme matériel, de la machine humaine, depuis les os, les muscles, les tendons, les vaisseaux, les nerfs qui en sont les éléments les plus saisissables, jusqu'aux détails les plus intimes, jusqu'aux recherches microscopiques au sein des tissus les plus délicats, et il faut acquérir, pour cette vaste étude, la précision du géographe exercé plus particulièrement à l'étude d'une carte, et qui peut à l'instant pointer, à l'aide d'une aiguille, le plus petit détail demandé.

Quand tous ces éléments anatomiques, ces organes et leur ensemble seront parfaitement possédés dans leur forme et leur contexture, il faudra étudier, sur

le vivant, la mise en activité de tout cet admirable
et minutieux mécanisme : c'est la *physiologie ;* vous
aviez étudié le poumon, il faut maintenant étudier la
respiration ; vous aviez étudié le cœur, il faut l'ani-
mer par la pensée et étudier la circulation. Vous con-
naissiez le tube digèstif, il faut vous rendre compte
des phénomènes complexes de la digestion ; vous
aviez contemplé le système nerveux, vous allez avoir
à admirer les fonctions de la sensibilité, du mouvement. etc., etc. Cette vaste étude, à laquelle l'on
consacre plus spécialement la deuxième année, ne
finira plus et accompagnera jusqu'à la fin toutes les
autres.

Arrivé à cette période des sciences préliminaires,
le jeune élève va commencer l'étude de l'homme
malade, c'est-à-dire la *pathologie* divisée en deux
grandes sections, la pathologie interne et la pathologie externe, ou l'art chirurgical.

Vient ensuite l'étude si difficile de cette partie de
l'art qui s'occupe du traitement dans les maladies,
c'est ce que l'on nomme la *thérapeutique.* Elle étudie
les divers systèmes, les doctrines nombreuses qui se
sont produites au point de vue théorique ; elle ne
s'occupe pas seulement de la connaissance des différents agents tirés de la matière médicale on de l'hygiène, raisonnant chaque symptôme pour arriver au
diagnostic de la nature de la maladie, elle se rattache par là à toutes les parties qui constituent l'ensemble des connaissances médicales.

L'art des accouchements, *obstétrique,* demande à

son tour de longues études théoriques et pratiques, il forme à lui seul l'objet d'une spécialité qui suffit à absorber toute l'activité scientifique d'hommes remarquables.

Souvent la société réclame le concours du médecin pour l'étude d'une foule de causes criminelles, dans lesquelles lui seul peut faire la lumière, comme dans les homicides par suite de blessures, de strangulation, d'empoisonnement, les infanticides, les suicides, toutes morts violentes ou accidentelles... On exige de ce côté des études d'un certain ordre qui se rattachent à nos lois et qu'on a nommées pour cela *médecine légale.*

La conservation de la santé, ou médecine préventive, étant de la plus grande utilité, puisqu'elle a en vue de tarir les sources des maladies, on en a fait un bel et grand chapitre des sciences médicales sous le nom *d'hygiène;* il comprend l'étude de tous les agents qui touchent à l'homme, depuis l'air qu'il respire jusqu'aux occupations de sa pensée.

Afin d'éclairer la thérapeutique, le *traitement,* l'on pratique, dans tous les services de médecine des hôpitaux où existe un enseignement, l'autopsie des malades qui ont succombé dans les salles, pour vérifier toutes les données du diagnostic porté pendant la vie ou de constater les erreurs. C'est là l'étude de l'anatomie malade; on la nomme *anatomie pathologique;* elle contient la science de *l'histologie,* c'est-à-dire des éléments qui constituent les divers tissus normaux et accidentels.

Il existe aussi une étude toute particulière qui se rapporte aux maladies de l'entendement ; cette *psychologie* spéciale est étudiée à part sous le nom d'étude de *l'aliénation mentale*.

Enfin, la *philosophie de la médecine* comprend son histoire générale, celle de ses progrès et de ses erreurs, l'examen des doctrines qui ont régné et qui règnent, soit dans les écoles françaises, soit à l'étranger.

Voilà, certes, un programme général qui comprend tout, depuis l'étude des plus petits détails de la machine jusqu'aux théories les plus abstraites de philosophie et de métaphysique ; depuis l'étude de toutes les substances employées en médecine comme objets d'histoire naturelle, jusqu'à la recherche de leur action sur les tissus et dans les maladies, soit par le raisonnement, soit comme fait empirique : l'homme mort, l'homme malade, l'homme en santé, et cette étude mettant à contribution toutes les sciences exactes et naturelles, tous les trésors accumulés par l'observation des siècles.

Arrivé à ce terme, on croit peut-être que le jeune médecin, auquel on vient de conférer le doctorat pourra se reposer de cette période de huit à dix années d'études diverses pour ne se livrer désormais qu'à celle de la pratique et de l'observation ; ce serait là une bien grande illusion. Chaque jour il devra recommencer ce travail, car une foule de penseurs, parmi ses confrères, accumule sans cesse de nouveaux sujets d'étude qui représentent le courant de la science et que chaque médecin a le devoir de s'approprier au fur et mesure de leur apparition ; si peu que ces travaux soient dignes d'attention, il devra les soumettre à une étude sérieuse.

L'énumération succincte que nous venons de faire, montre suffisamment combien le cadre des connaissances imposées offre de garanties de la part des hommes qui se livrent à la pratique médicale. Combien cette somme de travaux exigés, ces probations nombreuses prises en faveur du public, doivent inspirer de confiance. Chacune de ces branches des connaissances médicales se lie à d'autres pour former un ensemble d'une solidité indiscutable. Les connaissances de la physique viennent s'appliquer à la physiologie : les études d'hydraulique vont expliquer les phénomènes de la circulation du sang dans les vaisseaux ; la statique fera comprendre admirablement le mécanisme des mouvements, du jeu des articulations, des manœuvres nécessaires dans les réductions. Les données acquises sur la lumière trouveront leur application dans les maladies de la vision aussi bien que dans l'exercice normal de la fonction ; il en sera de même des théories du son pour les fonctions de l'oreille. Les études de la chimie vont servir à expliquer les transformations qui s'opèrent, soit pendant la respiration, soit pendant la digestion, soit dans le cours des maladies ; l'analyse apprendra si telle sécrétion est acide ou alcaline, si telle autre contient des produits nouveaux, albumine. acide urique, sucre, etc., etc. ; elle sera de première nécessité pour la constatation des empoisonnements.

Et maintenant, de ce que nombre de phénomènes,
vitaux ou autres, renferment encore de grandes
obscurités et soulèvent des théories diverses parmi
ceux qui se livrent à ces grandes études, de ce que
l'on discutera sur quelques points relatifs à la nature des causes, s'ensuit-il que l'on soit en droit
de dire, comme certains critiques, que la science
de la médecine est hypothétique? qu'elle ne s'appuie que sur une subtile métaphysique?

Se montra-t-on jamais plus difficile et d'une exigence plus injuste? Parce qu'on ne pourra pas toujours donner le dernier mot de l'essence des choses
ou des actes, s'ensuivra-t-il que la science, qui les
a pour base, puisse être accusée de s'appuyer sur
le vide? Pas plus en médecine que dans l'ordre naturel, nous n'avons la prétention scientifique de
connaître l'essence même des phénomènes; on voit
chaque jour une théorie renfermer une explication
plus complète, s'élever plus haut, découvrir davantage, c'est pourquoi, dans les sciences, il se produit
si souvent de nouvelles synthèses plus satisfaisantes
qui renversent les anciennes, en attendant qu'elles
soient rejetées à leur tour. Parce que la cause première des forces, des sensations, des facultés
échappe à l'homme de science qui raisonne de ces
phénomènes, sera-t-on donc en droit d'accuser cette
science de subtilité? Mais nous sommes là sur un
terrain où les sciences confessent toutes leur ignorance... la foi seule peut employer un langage
absolu.

Qu'importe au fond cette inconnue scientifique !
Ne suffit-il pas de s'arrêter à la plus haute connaissance accessible des faits observés, pour en tirer le
meilleur parti possible ! Est-il donc indispensable, à
un bon cultivateur, de ravir le secret de la vie de
ses végétaux pour qu'il ait, mieux qu'un autre moins
instruit, de belles récoltes ?

Qui a osé dire que la médecine était de la métaphysique ? D'abord notre bon vieux gaulois Montaigne ; il a rarement négligé, pendant sa vie, une occasion de lancer contre la médecine ses accusations.
Atteint d'une vieille affection de la vessie, devenue
incurable dans les mains de la médecine de son
temps, il avait la manie d'exhaler sa mauvaise humeur contre elle, dans des colères puériles : la médecine ne suffisait pas à l'épuiser. Il allait jusqu'à
s'en prendre à la personne des médecins eux-mêmes. On aurait dit un de ces plaideurs qui, dans
la perte d'un procès, s'en prennent aux procureurs,
au lieu d'avouer le mal fondé de leur cause.

Notre illustre moraliste, tout en maugréant, pro-
menait son incurabilité dans toutes les stations
thermales, contre lesquelles il dressait des accusations, quand elles ne produisaient pas de soulagement. Croyez-vous que Montaigne manquait pour
cela et absolument de confiance dans la médecine et
dans l'action des eaux ? Il n'en était rien, et la
preuve, c'est que, l'an d'après, il partait pour l'Ar-
dèche ou les Pyrénées, et que, d'autre part, il avait
une telle confiance dans les remèdes, qu'il recueillait

pendant ses voyages des collections de recettes ; il en bourrait ses poches, et quand il était chez lui, il en recommandait l'usage, comme très-utile ; il en avait pour tous les maux ; nul ne poussait plus loin la naïveté à cet égard.

Quelle inconséquence ou quel jeu d'homme à manie ! les remèdes de l'empirisme trouvaient en lui un admirateur, ceux des hommes de l'art étaient rejetés... Ce n'est pourtant là un sujet d'étonnement que pour ceux qui n'ont pas eu beaucoup l'occasion d'observer ; les inconséquences et les préjugés sont loin d'être rares chez les gens d'esprit. Nous en verrons des exemples par la suite. En voici un bien saillant.

J.-J. Rousseau, cet esprit chagrin, cet élégant et sublime novateur du dix-huitième siècle, dont on peut admirer le génie sans perdre de vue ses travers et ses inconséquences, J.-J., ce logicien paradoxal, ce théoricien de philanthropie qui vécut et mourut misanthrope, était atteint de bonne heure, comme beaucoup d'hommes de lettres, de douleurs hypocondriaques, qui contribuèrent à lui rendre la vie pénible et plus tard odieuse. Il ne cessa de maudire la médecine qui le laissait souffrir, il l'accusait de n'être qu'une vaine science.

De même que Montaigne, on le vit animé de très-grandes colères contre les médecins ; on l'entendait dire quelquefois : « Il y a quelque chose dans la médecine... mais il faudrait qu'elle vînt sans médecins, » que n'ajoutait-il la chimie sans chimistes, la

physique sans physiciens, le blé sans laboureur, le
pain sans boulanger. On serait, après tout cela,
porté à croire que Rousseau ne s'occupa plus de la
médecine que pour en médire ; c'est tout le contraire qui en arriva. Ce fut un perpétuel donneur
de conseils en ce genre, il en donnait à tout le
monde : autour de lui, par correspondance, à ses
amis, à ses domestiques... Il aimait à s'occuper de
cette science ; il imprimait des ouvrages pleins de
données empruntées à nos auteurs. Il mettait à contribution les traités d'hygiène et publiait des vues
vraiment utiles, mais, il est vrai, entachées çà et là
d'exagérations qui les rendent la plupart du temps
impraticables. A l'exemple de Montaigne, nous l'a-
vons dit, il traita la médecine de science spéculative
se nourrissant de subtilités, et il lui faisait des em-
prunts journaliers !

Mais quoi, la science médicale ne serait qu'une
métaphysique plus ou moins subtile ? Prenons, pour
tâcher de nous rendre compte de la valeur d'une
pareille accusation, la première maladie venue, la
gastralgie, affection si commune sous ses formes
variées.

Supposons une jeune personne atteinte de gastralgie anémique ; la voilà digérant lentement, per-
dant chaque jour son appétit, maigrissant et pâlis-
sant à vue d'œil, pendant que les palpitations la
fatiguent au moindre mouvement et que sa respiration devient haletante : elle demande les soins d'un
homme de l'art ; qu'exige de lui la science dont on
l'a nourri ?

Elle demande d'abord les connaissances anatomiques les plus exactes sur la structure des organes malades qui, dans ce cas, sont le tube digestif et ses dépendances; puis celles de son mécanisme vivant. c'est-à-dire des fonctions inhérentes à chacune de ces parties. De même les phénomènes chimiques, les transformations qui s'y produisent pendant l'acte de la digestion et qui vont extraire de la pâte alimentaire la partie à absorber, le véritable aliment : les vaisseaux chargés de ce rôle, celui des glandes qui doivent encore épurer cette séve indispensable à la vie qui, transportée bientôt dans le sang par un canal particulier, y portera de bons ou de mauvais matériaux, selon que la digestion aura été normale ou vicieuse.

Ceci étant parfaitement acquis et le trouble digestif survenant, savoir, dans l'étude de cette gastralgie, déterminer celle des formes qui lui est propre, afin de localiser exactement le mal , c'est-à-dire connaître quelle est la portion de l'appareil qui souffre, et après cela quelle est la nature de cette souffrance, à quoi elle est due. Déterminer si, par suite de sa durée, le sang ne s'est pas appauvri, s'il ne lui manque pas quelques-unes des parties constituantes indispensables à une stimulation convenable.

Agir alors rationnellement sur les organes malades, les ramener à un fonctionnement régulier à l'aide des moyens dont l'action est consacrée par l'expérience. Si l'on a constaté par l'aspect du ma-

lade, on, s'il le faut, par l'examen au microscope,
que le sang est appauvri, lui rendre les éléments
qui lui font défaut en les présentant aux puissances
absorbantes.

Dès lors suivre de l'œil cette absorption, voir renaître son malade, se colorer ses chairs pâlies,
comme on voit se relever, pendant la sécheresse, la
plante qu'on arrose.

Pouvoir, par les mêmes épreuves, constater dans le
sang le retour des éléments qu'on lui a rendus; noter
au jour le jour la coïncidence de l'action des moyens
et de l'amélioration des fonctions et arriver à un
retour complet de la santé... Ne voilà-t-il pas en
effet une bien subtile métaphysique!! Comme base
de l'étude, le scalpel et les tissus; comme moyens
thérapeutiques, des principes amers, des sucs de
viande, des préparations ferrugineuses; comme vé-
rificateurs la chimie, les réactifs, l'œil, le microscope, la balance..... Il faut convenir qu'il n'y a rien
dans tout cela de plus pondérable et de moins
subtil !

Au reste, l'adversaire que nous combattons devait,
aussi bien en cette matière qu'en tant d'autres, finir
par la contradiction. En effet, on le voit, vers la fin
de sa carrière, après avoir travaillé à la ruine de la
médecine et des médecins à l'aide des sophismes les
plus véhéments, revenir à résipiscence et écrire à
Bernardin de Saint-Pierre.

« Si je faisais une nouvelle édition de mes œuvres, j'adoucirais ce que j'ai écrit sur les médecins.

Il n'y a pas d'état qui exige plus d'études que le leur. Ce sont les hommes les plus véritablement utiles et savants. »

Chacun prend son bien où il le trouve, et l'on nous permettra de recueillir ce legs testamentaire comme un dédommagement qui nous était bien dû par l'auteur d'*Emile*.

Qu'on ne s'étonne pas trop de la contradiction qui se remarque chez les deux antagonistes que nous venons de citer à propos de la médecine. Nous verrons le scepticisme produire en d'autres objets des contradictions non moins grandes. C'est ainsi que l'on voit bien souvent des personnes poussant la négation dans les matières de la foi jusqu'au pyrrhonisme le plus radical, ne croyant, comme on dit, ni à Dieu ni à diable, se livrer, avec une naïveté parfaite, à la croyance des médiums, se mettant en communication avec les âmes, évoquant tour à tour César, Pythagore, saint Paul, voire Jésus-Christ, qui comparaissent à la première sommation; animant des tables, des guéridons, des tablettes qui, munies d'un crayon, écrivent, disant le passé aussi bien que le présent et l'avenir, s'attachant aux personnes, exprimant leur haine ou leur sympathie, divulguant les secrets les plus mystérieux, les plus grands, découvrant les trésors, prêchant des dogmes nouveaux... Que sais-je? Tout ce que l'absurde multiplié par lui-même peut ajouter de zéros à la crédulité humaine. Revenons à la médecine.

D'autres personnes, d'un pessimisme moins ra-

dical, restent dans un doute qu'elles croient moti-
ver en disant : Comment croire au positivisme d'une
science dont les agissements sont si peu arrêtés et
précis, que tel médecin traite un malade par des
moyens qui ne sont pas ceux qu'emploie un autre
dans une maladie semblable?

Cette apparence d'objection, qui prend son point
de départ dans ce qu'il y a de plus éventuel et de
plus difficile en médecine, le traitement, n'a rien
qui doive suspendre la confiance des personnes qui
ne l'accordent qu'à bon droit ; je vais tâcher de le
démontrer dans quelques exemples, de l'exposé
desquels je bannirai, autant que possible, les locu-
tions techniques, afin que chacun puisse me comprendre plus aisément. Voici une première proposition :

On suppose deux malades atteints d'une fluxion de
poitrine et, pour donner à l'objection toute sa force,
on place hypothétiquement ces deux personnes dans
les mêmes conditions d'âge, de sexe, de robusticité.
Elles sont traitées par deux médecins qui ont employé
des moyens différents, les deux malades guérissent.
Voilà pour bien des gens une occasion de douter, et
pour les sceptiques un beau thème à satires. Montrons brièvement que les uns avaient tort de douter
et les autres se hâtaient trop de déployer leur verve.

Que ne serait-il pas possible d'invoquer, s'il en était
besoin, pour expliquer l'apparence trompeuse de ces
deux médications. D'abord l'action de médicaments
de nature dissemblable, et au fond identiques. L'action

physiologique de moyens qui paraissent fort éloignés et qui produisent les mêmes résultats; l'émétique obtenant les mêmes effets que la saignée et les sangsues, on aurait pu, dans le même sens pratique, employer l'un ou l'autre.

Mais nous voulons aller plus au fond de la question; il faut que tous ceux qui l'ignorent sachent d'abord que, dans toute la nature organique, depuis le plus infime végétal jusqu'à l'homme, il existe une puissance qui, après avoir présidé à la première organisation élémentaire des rudiments de l'être, persiste et demeure active dans tous les actes ultérieurs de la vie qui va se développer, et dont l'activité ne s'éteindra qu'avec elle. Ce principe, dont l'existence semble tout-à-fait indispensable à l'explication des phénomènes vivants, distingué de l'âme rationnelle par Sthal, Van-Helmont, qui lui donnent le nom d'archée, principe déposé par le créateur dans tout organisme, que nous appelons avec les modernes principe vital, est actif, non-seulement dans l'état normal, c'est-à-dire pendant l'état de santé, mais aussi pendant le temps de maladie. Il signale son existence dans ce dernier cas en résistant aux causes perturbatrices qui agissent sur l'être. Quand ces causes ont produit un trouble céans, ce principe lutte pour rejeter au dehors l'ennemi qui s'est introduit sous forme de maladie ; il va même jusqu'à réparer les désordres déjà occasionnés et à reproduire, si cela est devenu nécessaire, des parties déjà détruites qui vont être régénérées, telles que les os.

Toutes les doctrines médicales, quel que soit leur éloignement apparent ou réel quant à la définition de la nature de la *maladie* en général, viennent rendre hommage à cette vérité incontestable. Que l'un définisse la *maladie* une cause qui toujours *déprime* l'organisme; que l'autre pense, au contraire, que toute cause pertubatrice de la santé produit *l'excitation;* qu'à un autre point de vue, celui-ci regarde toujours les fluides comme étant le siége des affections, pendant que celui-ci le place non moins invariablement dans les solides; que d'autres donnent la plus grande importance aux actions chimiques ou physiques; qu'ils se nomment *Brown, Paracelse, Galien, Broussais,* nul ne saurait raisonner en médecine sans rendre d'abord hommage à cette force que nous nommons, dans ces circonstances, *puissance médicatrice de la nature,* car, à elle seule, elle suffit à la guérison dans un grand nombre de cas ; chacun sait bien que les indispositions, les dérangements peu graves de la santé, et quelquefois même des maladies graves guérissent ainsi spontanément.

L'existence de ce principe est, par cela même, démontrée, car il est de la nature de tout mécanisme, en dehors de la vie, de voir ses dérangements persister et s'aggraver chaque jour; dans l'être doué de vie, seul, on peut voir les dérangements se réparer et l'état normal se reproduire.

Ceci étant expliqué et suffisamment établi sans conteste, faisons en l'application à l'exemple choisi au début de ce paragraphe.

Les moyens de traitement, les agents médicamenteux administrés aux malades vont, comme les agents
de nutrition, comme toutes les matières absorbées,
rencontrer cet agent dynamique auquel nous avons
donné le nom de principe vital et de puissance médicatrice quand il agit dans le cours d'une maladie
en faveur de la guérison; de même que ce principe
agit souvent contre les causes des maladies qui cherchent à envahir l'organisme, de même il agit ou se
sert, dans une certaine proportion et d'une certaine
manière, dans chaque cas en particulier, de l'action
même du médicament.

Or, dans tel organisme, le principe vital, la puissance
médicatrice, agira dans toute sa plénitude, le médecin se sentira en présence d'un auxiliaire vigilant,
puissant, plein d'énergie; dans tel autre, au contraire,
sous l'influence des mêmes causes, c'est dire dans la
même maladie, cette puissance fait presque entièrement défaut, elle manque de ressort; il en résultera
déjà que ces deux maladies, semblables dans leur nature et dans leur siége, ne sauraient comporter les
mêmes moyens de traitement. Là où le public avait
cru constater une divergence absolue de vues entre
les deux médecins, il peut arriver qu'il y ait au contraire une entente parfaite.

Je vais plus loin et je veux montrer que ce qui a
parfois exercé la plume des Aristarques de la médecine
n'est encore, la plupart du temps, qu'une vaine apparence de contradiction entretenue par l'ignorance où
l'on est des choses qui intéressent l'art médical. Je

veux parler de deux maladies semblables, tout-à-fait identiques, traitées, non-seulement par des moyens dissemblables qui aboutissent également à la guérison, mais, dans le traitement desquelles, chaque médecin a fait le contraire de ce que semblaient devoir lui prescrire ses convictions doctrinales.

N'invoquons pas de nouvelles causes de contradictions théoriques, servons-nous de l'exemple déjà choisi : Supposons deux personnes également atteintes d'un rhumatisme aigu, il ne peut y avoir méprise, c'est une maladie dont le diagnostic est à la portée de tout le monde. Admettons que l'un des malades est d'une santé habituelle chétive, d'un tempérament lymphatique, éprouvé de plus par de nombreuses maladies antérieures ; en un mot, que chez lui, comme nous l'avons dit, le principe vital est éteint, sans énergie, sans ressort. L'estomac sera débilité, la nutrition depuis longtemps insuffisante ; le sujet sera pâle, décoloré, sans force.

L'autre malade est habituellement vigoureux, sa nature est athlétique, il s'est toujours bien porté, il a joui jusque-là d'un brillant appétit, il est rose, frais, vif, dispos, il présente en résumé tous les attributs d'un tempérament sanguin magnifique.

Et maintenant, supposons que le premier de ces rhumatisants, si faible, si débile, soit confié aux soins du médecin dont les doctrines sont celles de l'excitation à l'origine de toutes les maladies. Croyez-vous qu'il va tout mettre en œuvre pour comprimer les manifestations de cet organisme en proie à la fièvre, à l'acuité, en employant des débilitants, des saignées, une diète longue et sévère? non; il s'en donnera bien de garde et fera tout le contraire.

Que de même le second malade fort, athlétique, sanguin, soit confié aux soins du doctrinaire partisan de la dépression initiale dans la *maladie*, croyez-vous qu'il va soutenir son malade par des excitants, des toniques, des consommés, du vin généreux? non encore.

L'un et l'autre de ces médecins s'inspirera d'abord de l'état général avant de s'occuper de l'état local. Ils scruteront l'un et l'autre les phénomènes profonds de la vie et ils institueront un traitement rationnel qui sera, dans cette circonstance, le contraire de ce qu'il semblerait qu'ils eussent fait pour être consé-quents avec leurs principes en pathologie générale.

Mais nous verrions bien d'autres raisons, d'autres occasions de jugements erronés portés par le vulgaire, si nous pouvions entrer dans les modifications qu'ap-portent aux doctrines celles des éléments divers dont il faut toujours tenir compte; la torpeur et l'inflamma-tion peuvent se trouver dans un même cas patholo-gique, l'un verra plus d'urgence à combattre le second élément, l'autre à s'adresser au premier, tous les deux néanmoins auront agi dans le même sens.

Je concède ceci qui doit trouver place dans ce tra-vail : en quelque cas, de jeunes adeptes exagérant les enseignements et la doctrine des maîtres, les adoptant avec le fanatisme d'une foi qui les possède entière-ment, pourront commettre quelques fautes contre la prudence et la défiance nécessaire des théories dans la pratique. Mais, aussitôt que la maturité de l'esprit, et surtout les leçons de l'expérience auront enrichi leur *sens* pratique, leur enthousiasme et leurs juvéniles convictions s'amenderont bientôt au profit de la science d'application. N'est-ce pas ce qui arrive à tous les hommes sages, chargés de rendre pratiques les spéculations de l'esprit humain dans toutes les sciences sociales. Cette réflexion nous rappelle ces mots si vrais d'un de nos grands hommes d'État disant, dans un discours, en réponse à des accusations politiques contre certaines théories indéniables : « Les principes doivent souvent fléchir dans une saine pratique. »

On voit que les objections qui paraissent être capitales aux personnes étrangères à la médecine, objections ramassées la plupart du temps sur ce champ vague de controverses, qu'un zoïlisme ignorant sema de propositions erronées, ne sont, la plupart du temps, que de vaines assertions, d'obscures attaques nées uniquement de l'ignorance des choses qui concernent l'enseignement médical et la pratique de l'art.

N'est-on pas allé jusqu'à se faire une arme de cette assertion : on dit qu'à Rome, pendant une très-longue période, les peuples se passèrent de médecins. Je ne saurais mieux dire que cet homme d'esprit, auquel on demandait comment on faisait à Rome pendant les 500 ans où la médecine y fut inconnue, et qui répondit : « A Rome, quand on avait la fièvre putride, la pierre, une hernie, une fluxion de poitrine, une fièvre des palustres.... on mourrait ! »

Répétons-le donc, dans l'intérêt de la pauvre humanité : oui, la médecine est une science positive, indispensable à une société ; fondée sur l'observation des siècles, pratiquée par des hommes instruits en toutes les connaissances qui, de près ou de loin , se rattachent à tous les problèmes de la science par excellence, de celle qui est destinée à conserver à l'homme le plus grand, le seul bien véritable d'ici-bas, la santé.

Nous ne prétendons pas insinuer que la médecine est une science exacte et infaillible. Nous l'avons déjà confessé ; dans ses applications pratiques, elle est souvent accompagnée de grandes difficultés. Elle est obligée de tenir compte d'un très-grand nombre de données , variables comme les organismes : l'individu n'est pas une unité, son étude ne saurait être mathématique, la personnalité suppose nécessairement la variabilité. Que l'on se pénètre des éléments divers qui s'imposent dans l'étude d'un cas de pathologie quel qu'il soit ! D'abord l'état ordinaire de santé antérieur, le tempérament, les maladies qui vous ont assailli à diverses époques ; les affections virulentes, vos prédispositions habituelles, c'est-à-dire cette cause obscure qui fait que vous êtes plus souvent atteint dans tels appareils de votre organisation ; les lieux que l'on habite, leur influence sur le genre de maladie dont il s'agit ; les causes qui peuvent provenir de l'hérédité et qui modifient si profondément la nature des maladies et leur gravité ; l'âge, le sexe, la saison, l'influence des maladies régnantes, les habitudes, le régime ordinaire; ce que l'on nomme, en médecine, les ydiosincrasies, c'est-à-dire les manières d'être imprévoyables qui font qu'on ne peut agir comme dans tous les cas, relativement à certains agents de traitement qui se comportent d'une manière bizarre.

Il n'est pas jusqu'à la distance qui sépare le malade des secours du médecin ou de la pharmacie qui ne modifie le traitement, car telle médication qui a besoin d'être observée trois ou quatre fois par jour ne peut être mise en usage quand le malade est au loin et ne peut être vu que chaque jour, ou même moins souvent. Tout, en un mot, contribue à introduire dans l'étude et le traitement des maladies une diversité infinie; des éléments tout-à-fait dissemblables d'appréciation. On peut donc affirmer qu'il n'est jamais deux cas de maladie de même nature qui comportent le même traitement.

Sans doute tous les êtres d'une même espèce se ressemblent, mais cette analogie est comme celle des feuilles d'un même arbre, vraie seulement dans l'ensemble; en comparant, trouverait-on sur cet arbre deux feuilles parfaitement semblables? il suffit donc de montrer un des côtés des nombreuses difficultés de l'art médical pour expliquer, en beaucoup de cas, ses hésitations.

Mais plus l'application de la science est difficile, plus il est indispensable de ne soumettre qu'à elle seule le soin des malades; il faut donc combattre avec courage, persévérance et sans relâche les erreurs et les préjugés qui en détournent le monde au profit

d'un obscur et dangereux empirisme, et cela partout
où ils montrent leurs stupides profils, au village comme
à la ville, chez le riche comme chez le pauvre, fran-
chement, hardiment. Socrate, de sublime mémoire,
passa sa vie à combattre les erreurs de ses concitoyens.
On sait jusqu'où il poussa le courage de la vérité dans
ce qu'il crut être son devoir. Plus heureux que lui,
nous aurons aussi moins de mérite, car, bien que la
société française renferme encore bon nombre d'A-
théniens, nous ne courons pas le risque, pour quelques
bonnes vérités dites avec franchise, de nous voir contraints à boire la ciguë.

En général, on est d'une exigence excessive vis-
à-vis d'une science dont nous avons indiqué le vaste
champ d'études et les difficultés pratiques ; parce
qu'elle a souvent à lutter contre de grandes difficultés, on l'accuse d'être obligée de s'en tenir, la plupart du temps, aux conjectures.

Et quand cela serait aussi souvent vrai que le fait
est rare, j'aurais encore raison de vous donner le
conseil de ne vous fier qu'à elle dans vos dérangements de santé. Car, la médecine fût-elle une
science conjecturale, n'est-il pas évident que celui
qui conjecturera le mieux sera le médecin? C'est-à-
dire celui qui, sous la direction de savants professeurs, aura étudié pendant toute sa jeunesse ; qui,
plus tard, aura observé dans sa nombreuse clientèle, sous le coup de sa propre responsabilité ; celui
qui résumera, par ses études, l'expérience des siècles
accumulée dans l'enseignement si transcendant de

nos facultés; enfin et surtout, en matière de traitement, celui qui aura étudié les agents médicamenteux, non-seulement en observateur, dans ces asiles
de la douleur où il a passé ses plus belles années,
mais comme naturaliste, comme chimiste, comme
botaniste, et enfin comme pharmacologue.

Pour se rendre compte de l'exigence injuste du
public à propos de la certitude médicale, compa-
rons un instant cette dernière aux autres sciences
usuelles.

L'agriculture est de tous les arts utiles le plus répandu. On ne nie pas que celui qui emploie les
meilleures méthodes, qui prépare le mieux ses terrains, se procure les meilleures semences, qui se
tient le mieux au courant de la science ne soit aussi
celui dont les greniers se remplissent le mieux? Et
pourtant combien l'imprévu ne réserve-t-il pas de
surprises et de mécomptes au cultivateur : les intempéries, les gelées tardives, les vers blancs, les
limaçons, les pluies trop abondantes, une sécheresse
trop prolongée, ne viennent-ils pas faire souvent
échec aux calculs les mieux avisés, dans la pratique
d'un art plein de certitudes? C'est qu'ici comme
dans l'application de toutes les choses dirigées par
l'intelligence humaine, il y a toujours deux causes
d'erreurs permanentes, l'imperfection de l'esprit et
l'imprévu des causes accidentelles.

Voyez encore la science du droit : elle a pour but
la connaissance des textes de loi; ces textes, dans
leur rédaction, ont été rendus inflexibles par l'or-

gane de législateurs qui les ont formulés dans un
langage des plus concis, des plus précis, des plus rigoureux; l'interprétation de ces textes si exacts, si
grammaticalement prévus, a été faite par des com-
mentateurs, des jurisconsultes des plus sagaces.
Ces commentaires devraient ne rien laisser à l'imprévu et à la discussion. Dans ces conditions, ne
semble-t-il pas que le droit et ses applications juri-
diques devraient être la science la plus rigoureusement positive? Voyez pourtant, ceux qui la
cultivent avec le plus d'éclat sont assez rarement af-
firmatifs; là, comme dans toutes les connaissances
humaines, la certitude n'est que relative.

Un homme distingué du barreau de notre pays,
enlevé depuis peu à notre affection, l'éminent avocat Mathieu, disait quelquefois dans son langage
un peu humoristique : « Tout se plaide, tout se gagne, tout se perd. » Voyez, en effet, ce qui arrive à
bien des causes, et combien le même procès subit
la chance des juridictions ; gagné ici, perdu là, regagné en appel, perdu en cassation, regagné au
bout d'un temps devant cette dernière juridiction,
renvoyé à d'autres cours... Toutes ont rendu leur
verdict par la bouche des magistrats les plus éclairés, les plus intègres, de magistrats français pour
tout dire : *Quot capita, tot census.* Et pour cela,
préférerez-vous aller consulter ces gens de chicane,
fabricants de sous-seing privé, avocats de village
comme on les nomme à tort, car il y en a plus dans
les villes qu'au hameau, gens ignorants en tous cas,

dont toute la science se résume dans de ridicules
prétentions? Non, vous devrez aller chez un avocat
instruit et honnête, car on vous a appris ce que
c'était que la science du droit, ce que l'on exige
d'études et de vraies connaissances de la part de
ceux qui sont autorisés à vous éclairer sur vos intérêts, à vous juger dans vos différends, et vous
n'irez pas, si peu que vous soyez prudents, vous
faire diriger par cet avocat de village, l'empirique
obscur, le charlatan du droit.

En résumant ce chapitre, affirmons une fois de
plus que la plus grande des erreurs en médecine est
celle qui met en suspicion la certitude de cette
science. Pessimisme immérité s'il en fut jamais, qui
a causé et qui cause à l'humanité les plus grands
maux ; erreur d'où découlent la plupart de celles
que nous aurons à signaler dans la suite et qui, sans
respect pour ce bien inestimable, la santé et la vie
de l'homme, dont la somme est aussi la richesse des
nations, s'imposeront effrontément au vulgaire en
dépit de la science, du bon sens et d'une législation impuissante à empêcher le mal.

Invoquons enfin, au profit de la médecine et
comme témoignage irréfragable de son imposante
utilité, les données de la statistique, dont les ma-
gnifiques démonstrations ne sont que l'aveu de ses
bienfaits. Ici la discussion cesse, les chiffres prennent
la parole.

Depuis soixante dix ans, c'est-à-dire à partir du
grand essor imprimé à la médecine par les méthodes

modernes, la longévité s'est accrue de sept années. La moyenne de la vie était de 30 ans, elle est aujourd'hui de 37.

Ces résultats, qui lui appartiennent en propre, suffiraient à sa gloire. Ils tombent en tous cas dans le domaine des certitudes mathématiques. Et si une part de ce résultat peut être attribuée aux mesures sociales de salubrité, de secours organisés, etc., on peut dire que c'est encore aux études des médecins hygiénistes que l'on doit ces améliorations.

CHAPITRE II.

Du médecin.

~~~~~~~~~~

Nous avons montré au public, dans le chapitre qui précède, en quoi consistaient les études médicales, quelle somme de connaissances générales et spéciales on imposait à celui qui se destinait à la noble carrière qui a pour but le soulagement de l'homme souffrant; dans celui-ci, nous allons étudier le médecin lui-même, indiquer les différentes missions qu'il aura à remplir dans la société, ce qu'il est ou au moins ce qu'il doit être, quelles sont les qualités de l'esprit et du cœur qui lui sont indispensables, quels sont les traits généraux auxquels on peut reconnaître celui qui sera digne de la confiance publique.

J'entrevois à l'avance quelques-unes des difficultés de l'entreprise; il est quelquefois mal aisé de parler de la robe que l'on porte, surtout quand on est bien décidé à en dire tout le bien qu'on en pense. Je n'oublie pas que je destine cet écrit à stimuler la

confiance dans l'art et qu'il tombera dans les mains
— je le désire et l'espère — de personnes qui ne
professent pas pour la médecine une grande admiration et une entière confiance, ou bien qui n'en accordent qu'à la médecine, représentée par des formules, des drogues, des remèdes, des recettes, poussant l'inconséquence jusqu'à douter de la science et
du médecin tout en se confiant aux médicaments.

On a dès lors un auditoire où des lecteurs pré-
venus ; quand on doute de la certitude des doctrines
ou des dogmes, on est mal disposé à l'admiration
pour les ministres ; on leur mesure avec parcimonie
une confiance pourtant indispensable et à laquelle ils
prétendent absolument ; on peut les estimer personnellement, mais on ferme l'oreille à leur propagande :
on craint qu'elle ne soit inspirée par un intérêt privé
ou tout au moins professionnel.

Notre légitime et bienfaisante mission se trouve
entravée, paralysée par ces hésitations. Le degré
d'estime et l'appréciation juste et sincère que l'on
fait du mérite et du savoir ne se maintient plus à une
hauteur convenable. Il est donc indispensable de
réveiller une entière confiance, non-seulement en
la médecine, mais aussi en ses représentants officiels.

Pour cela, je dirai avec franchise tout ce que je
pense du médecin, de cette belle carrière qui n'est,
du commencement à sa fin, qu'une chaîne non interrompue dont le dévouement, l'abnégation, le désintéressement et la sympathie sont les anneaux. Je
prie le lecteur de vouloir bien se persuader que je

ne serai point entraîné au panégyrique pour le
puéril plaisir de chanter en dithyrambes laudatifs le
mérite d'une profession qui est la mienne. Si cette
pensée pouvait prendre naissance dans son esprit,
qu'il la rejette aussitôt comme une injustice ; mon
but est plus élevé et n'emprunte rien à de si miséra-
bles calculs. Je le place exclusivement dans la pour-
suite du plus grand des bienfaits, celui de la santé,
sans lequel tout est misère ici-bas, même au milieu
des plus grandes prospérités. Or, ce but ne peut être
assuré à la société que si elle accorde au médecin
toute la confiance et la considération auxquelles il a
des droits indéniables.

D'ailleurs, ma plume pourrait, s'il en était besoin,
mettre sa modestie à l'abri, derrière les réserves que
chacun comprend parfaitement ; ainsi l'on peut bien
accorder que louer, même avec excès, le caractère
professionnel dont on est investi dans la société, ne
prouve absolument rien en faveur de celui qui le
proclame. Que la plus juste des causes ne prouve et
ne témoigne en rien au profit de l'avocat qui en est
chargé, que revendiquer pour la robe que l'on porte
la confiance générale qui lui est due, ne démontre
nullement les droits propres de l'écrivain.

Si je prends mes précautions contre la critique,
c'est qu'il est un mot qui jaillit facilement des lèvres
et que j'ai entendu bien souvent appliquer à de pareilles circonstances ; c'est le mot de la comédie :
« Vous êtes orfèvre, Monsieur Josse! » Mais j'accomplis une œuvre utile et je remplis un devoir; ces

sentiments suffiront à m'élever au-dessus d'aussi
infimes considérations que celles qui n'auraient en
vue que ma personnalité.

Je disais donc que nous avions vu, dans le chapitre
précédent, la longue série d'études que l'on exige,
soit avant, soit pendant celles qui sont spéciales au
doctorat. On peut dire que toute la jeunesse, jusqu'à
vingt-six ou vingt-sept ans, suffit à peine à acquérir
les connaissances indispensables à une bonne instruction médicale.

Quand, à partir de ce moment, l'homme honorable, muni de ce bagage scientifique, arrive dans la
société, y affirmer sa foi dans la vérité et la certitude
de son art, en prodiguant l'activité qui lui reste au
soulagement des souffrances humaines, il a des droits
indiscutables à la confiance publique. En le voyant,
dans le cours de sa carrière, se livrer avec ardeur au
soulagement des malades, il prouve itérativement
par ce zèle même et l'attention soutenue qu'il apporte
à l'examen des formes variées sous lesquelles se produisent les entités morbides, la foi absolue qu'il a
acquise pendant ses longues études dans le ministère
dont il a été investi.

Je dis ministère dans la haute acception du mot.
Le médecin, en effet, est le ministre de la nature:
c'est à lui qu'est confié le soin d'en interpréter les lois
et d'en faire une application raisonnée à l'humanité
souffrante. Ministère grave et auguste, car il met aux
mains du médecin ce dépôt sacré, indispensable à
l'homme dans tous ses besoins comme pour son

bonheur ici-bas, celui dont tous les autres émanent et sans lequel ils sont empoisonnés.

Le doctorat, disent certains plaisants, c'est l'ancien droit régulier de vie et de mort sur ses semblables. Ils ne se doutent pas que cette assertion est plus vraie que plaisante, car le médecin ne relève d'aucun tribunal que de celui de Dieu et de sa conscience. Dans une foule de circonstances, il tient à la main une balance dans les plateaux de laquelle se trouvent d'un côté la vie et de l'autre la mort. Si la plus légère faute en ces graves occurences, une négligence quelconque, la moindre distraction, peut faire osciller le plateau fatal, le défaut d'acquis, l'ignorance de ce qui est indispensable à une solide instruction médicale, peut le laisser s'abattre tout à fait.

Que l'on veuille bien un instant se pénétrer de cette responsabilité et l'on se fera une idée du poids dont elle accable si souvent celui à qui elle incombe, quand, dans les circonstances graves, elle s'engage toute entière.

Ce ministère, si profitable à l'humanité et si pénible à exercer dans les circonstances difficiles pour ceux qui en sentent avec délicatesse la grandeur et le péril, ne se borne pas au traitement des maux physiques, il s'applique aussi à ceux de l'intelligence et des sentiments. Il doit savoir l'art de rassurer dans le danger, d'encourager dans la souffrance ; il doit apprendre à connaître le chemin des sentiments, soit pour les aborder et les combattre, soit pour les modérer, soit pour les partager quand leur amertume accable.

Il faut donc que le médecin, pour que sa mission soit complète et reçoive toute l'extension qui lui est dévolue, se fasse l'ami de son malade, que sa sympathie soit inépuisable pour tout être qui souffre.

Dans bien des circonstances, il est appelé à recevoir des confidences intimes, à partager de solennels secrets, non-seulement de la part d'un malade, mais souvent d'une famille entière. Il doit consoler et soutenir dans toutes conditions sociales, depuis le trône jusque dans la plus humble chaumière.

Dans les circonstances funèbres où le désespoir des séparations se répand dans la famille avec la mort, il devra s'armer de courage pour annoncer la prochaine catastrophe, apprendre à une mère, à un fils, à un époux, que la nature dicte ses derniers arrêts et qu'il faut se préparer à en subir les rigueurs.

Au premier cri de la douleur, le médecin devra être debout, la nuit comme le jour, s'arracher au sommeil pour se rendre en toute hâte au chevet d'un malade ou d'un mourant. Ici, c'est un vieillard frappé tout à coup par l'apoplexie ; ailleurs, une jeune mère aux premières épreuves de ses plus grandes douleurs comme de ses plus grandes joies. Il devra tout quitter, et le soin de ses affaires personnelles et souvent le plaisir que lui promettait une réunion d'amis convoqués à son foyer et à sa table.

Il est peu de plus nobles ministères : heureux celui qui, l'exerçant avec le dévouement, l'abnégation et la supériorité qui en font le lustre, mérite qu'on lui applique cette pensée de Cicéron : *Homi-*

nes ad deos nullâ re propiùs accedunt quàm salutem hominibus dando. A défaut du génie dont la nature dote si rarement les hommes, le médecin qui mérite vraiment ce nom s'inspire, pendant sa vie entière, des graves devoirs de sa profession, et s'il ne peut mettre au service de ses semblables qu'un modeste savoir, il le rehaussera par les qualités humanitaires qui sont inhérentes à sa mission bien comprise dans le monde. Afin de l'apprécier dans une juste mesure et savoir dans quelle limite nous devons lui accorder notre confiance et notre affection, déterminons en quelques mots le programme qu'il sera appelé à remplir.

Luttant avec les causes graves dans les maladies, il sauvera quelquefois la vie de son malade.

Quand il ne lui sera pas donné d'arriver à un résultat si beau, si désiré, il soulagera avec certitude, enfin il consolera toujours, et, dans tous les cas, l'aménité de son caractère devra, dès le premier abord, être pour le malade une occasion de se rassurer.

Le jugement que le public cherche à porter sur celui auquel il veut accorder sa confiance ne manque pas d'être entouré pour lui de difficultés et peut devenir facilement téméraire ; il faut ici agir avec une grande prudence. Ainsi, il arrive quelquefois que les formes les plus simples et les dehors même un peu vulgaires sont l'apanage d'hommes très-judicieux et fort instruits. Quant au fond, l'instruction médicale proprement dite étant difficile à apprécier, nous devons y mettre du temps et de la

réserve. Toutefois, le côté sentimental humanitaire
et philantropique du médecin est à la portée de
tout le monde ; le jugement en cela s'égare rarement : si son dévouement à ses malades est sans
bornes, s'il a le courage de tous les sacrifices, de
toutes les abnégations, s'il est sympathique, laborieux, patient, désintéressé, vous pourrez assurer
qu'il possède les qualités essentielles à un praticien
utile et honorable.

Le médecin remplit dans la société une mission
très-complexe. C'est sur des scènes bien différentes
qu'est appelée son activité.

Tantôt médecin militaire, on le voit sur le champ
de bataille affronter les dangers et la mort même,
pour secourir et relever un brave trahi par la fortune des armes.

Non moins dévoué dans les épidémies considérables, on voit le médecin civil s'élever, par le sentiment du devoir à la hauteur d'un courage au moins
aussi grand. Il n'a plus de scène brillante qui le
place sous le regard de la foule ; privé de cette animation que communique la lutte et l'aspect des plus
mâles actions, accomplies au bruit de la détonation
du salpêtre, des cris des combattants, des fanfares
guerrières qui galvanisent et donnent du courage aux
cœurs les plus timides, pour lui c'est le moment de
l'énergie à froid, du dévouement vraiment stoïque.

Alors le médecin passe ses jours et ses nuits autour
des lits funèbres, au milieu des mourants et des familles en pleurs. Durant ces épidémies pestilentielles

ou cholériques, les populations entières sont couvertes de crêpes du front au cœur ; l'affaissement est universel. Le médecin seul continue à marcher sans faiblesse, respirant l'air empoisonné chez les malades, dans les salles d'un hôpital encombré : s'il tremble, c'est en rentrant chez lui, car c'est à peine s'il ose embrasser les siens de peur de leur communiquer le poison. Dans ces grandes circonstances qui font reculer et fuir une partie des populations, on voit le médecin, à la vie duquel est attachée bien souvent celle de toute une famille peu fortunée, se prodiguer avec la sérénité d'un vrai ministre de l'humanité et relever, par sa mâle contenance, les courages et les cœurs les plus épouvantés.

Puis, quand le danger a fui, que l'on compte les victimes, on trouve que le service de santé a largement payé son tribut au fléau. A l'appel solennel des médecins disparus, on pourrait répondre, comme on le faisait à celui du premier grenadier de France : « Mort au champ d'honneur ! »

Une autre fonction importante confiée par la société au médecin, c'est la mission d'éclairer la justice dans une foule de causes criminelles. Qui ne sait son utilité, son indispensabilité dans ces cas ? Combien de fois n'apporte-t-il pas le flambeau de la science dans les causes obscures, soit en montrant dans les viscères d'une victime l'existence d'un forfait, soit en supprimant, par ses recherches, tout corps de délit, rendant ainsi à la société, à une famille terrifiée, un malheureux sur la tête duquel la justice humaine allait s'égarer.

Dans tous les services que la charité a organisés en faveur de la misère, qui ne connaît son utilité et son désintéressement. Service des hôpitaux, soins donnés à domicile sur l'indication des dispensaires, des bureaux de bienfaisance, des sociétés charitables, partout le médecin accepte avec empressement les demandes qui lui sont adressées pour ces services, tous faits *pro Deo.*

Enfin, comme membre des conseils d'hygiène, il communique chaque jour le fruit de ses réflexions, de ses observations prévoyantes, à l'administration chargée de prendre toutes les mesures de salubrité inspirées par la prudence, afin de protéger la santé publique et prévenir le mal.

Nous avons dit que le médecin était appelé à guérir *quelquefois.* C'est à dessein que nous avons souligné ce mot. Si cette promesse paraît bien modeste, qu'on sache qu'elle est conforme au langage qui convient à un médecin sincère, qui respecte et veut voir honorer son caractère public.

En effet, nous avons vu comment la nature, opposant à chaque instant à l'art des problèmes complexes, par suite de la diversité infinie des formes morbides et des individualités, rendait la médecine pratique difficile et souvent hésitante dans l'application des théories et des doctrines scientifiques ; combien, par conséquent, dans l'emploi des moyens curatifs, une large part devait être faite à l'imprévu.

Aussi le médecin véritablement instruit est, comme on le voit aussi dans d'autres carrières, le plus pru-

dent et le plus timoré dans ses affirmations. Avec
le sentiment d'une grande dignité personnelle et
professionnelle, il se gardera de promesses hasar-
dées ; les vaniteuses affirmations ne sortiront jamais
de sa bouche, il sait bien qu'elles peuvent facilement
compromettre l'artiste en compromettant l'art. Il
sera prodigue de soins et sobre de promesses, il sera
modeste et prudent, en un mot le médecin mûr,
sagace et avisé n'oubliera jamais que promettre de
guérir *quelquefois*, c'est promettre tout ce qu'il
pourra tenir. Tout autre langage devra mettre en
garde la confiance publique.

Le médecin qui s'adresse au public avec les mains
pleines de promesses, celui qui se flatterait de faire
plus et mieux que ses confrères, qui ferait étalage
de sa science en prenant des titres fallacieux, qui
offrirait ses services comme devant produire des résultats auxquels ne les avaient pas habitués ses confrères, ses devanciers, devrait être tenu, par le public
sensé, en suspicion de sincérité. Qu'on le sache bien,
il n'est pas donné, à quelque remuante activité que
ce soit, de modifier notablement la statistique personnelle d'une localité.

Une prudente modestie dans la bouche du médecin
est ici conforme aux données de la science. On peut
donc dire aux gens du monde qu'elle doit leur servir
de pierre de touche pour la manifestation éclairée
de leur confiance. Les faits seuls ont le droit de la
commander.

Si la modestie, ce parfum de toute bonne éducation, est un devoir pour tout le monde, une vertu sociale, combien n'est-elle pas imposée au médecin, appliqué toute sa vie à la pratique d'une science d'observation qui, par ses éléments d'appréciations aussi variés que changeants, ménage chaque jour aux plus studieux des surprises nouvelles.

C'est, dirigé par ce sentiment, qu'une des grandes illustrations de l'ancien corps médical, Ambroise Paré, a inscrit, en tête de ses œuvres, ces mots que je voudrais voir gravés en lettres d'or à la porte du cabinet de consultation de tous les médecins : « Je te panse, Dieu te guérit. »

Mais si le médecin ne saurait, sans ostentation, se flatter de sauver la vie dans la plupart des cas, il a le droit de dire bien haut qu'il soulage le plus souvent ; on pourrait, sans trop d'exagération, dire qu'il soulage toujours ou presque toujours. N'est-ce pas là un admirable résultat, ne suffirait-il pas à lui seul au triomphe de la science? Il n'est pas de maladie, même parmi celles qui sont incurables et accompagnées de douleurs excessives, où son intervention ne soit un immense bienfait. Soulager, amoindrir ou vaincre la douleur ! Est-il, pour l'humanité qui souffre, un plus grand désir, un besoin plus ardent, plus impérieux, un bienfait comparable?

Anéantir la douleur ! Cette implacable ennemie de tout être sensible, *ce cri des organes souffrants*, selon la belle expression de Broussais. La douleur résume à elle seule tous les maux de l'humaine na-

ture : elle se montre à chaque pas sur le chemin de
l'existence, c'est la compagne la plus cruellement
fidèle de tout être qui vit et de l'homme surtout. Elle
préside à la naissance comme à la mort, le premier
cri de l'homme est, comme le dernier, une plainte,
une expression de souffrance ; l'existence toute entière n'est qu'une lutte dans laquelle elle demeure
en dernier lieu triomphante. Au point de vue purement physique, supprimez le plaisir que fait éprou-
ver l'accomplissement de quelques fonctions organi-
ques et la vie n'est plus qu'une douleur, une suite
non interrompue de souffrances, du premier jour à
la dernière heure, chez le pauvre petit enfant qui
ouvre les yeux à la lumière comme chez ce pauvre
vieillard qui semble n'avoir acquis le droit de se
coucher dans la tombe qu'après l'avoir conquis par
un siècle de lutte.

Et comme si la douleur réelle, celle produite par
les troubles de notre fragile organisation n'était pas
suffisante à empoisonner la vie, l'imagination, diver-
sement impressionnée et pervertie, devient à son
tour la source de souffrances réelles, quoiqu'enfants
de l'illusion. Les hypocondriaques, les hallucinés, les
maniaques souffrent de douleurs aussi cruelles que
celles produites par la réalité des choses. J'ai vu un
pauvre halluciné qui, se croyant environné de flam-
mes, jetait des cris déchirants, ses appels au secours,
ses contorsions indiquaient chez lui d'affreuses souffrances. Dans le même service d'aliénés se trouvait
une jeune fille qui sentait des odeurs repoussantes.

elle accusait ses voisines de les jeter sur elle méchamment, elle se bouchait les narines et, à chaque instant, exprimait l'horreur de sa situation ; une autre entendait des injures grossières sortir de la bouche de ses compagnes et se précipitait quelquefois sur ces infortunées avec la fureur de l'indignation...

Certaines personnes passent leur vie entière à endurer réellement des douleurs atroces, qui sont entretenues par des névroses changeantes, aiguës, sans rémission, promenant leur fatale influence sur tous les organes; d'autres fois, ce sont des douleurs ostéocopes, les os se déforment et se tordent comme un sarment noueux; quelques-unes sont dévorées par des ulcères hideux... Ces existences entières ne sont qu'un cri de douleur, une plainte continue s'échappe de leur poitrine, les nuits sans repos fuient trop lentement au gré de leur désir et rappellent ce vers d'un poëte :

« Ah! qu'une nuit est longue à la douleur qui veille! »

Qui osera, sans une morne pitié, considérer ainsi l'homme en proie à cette furie. Voyez-le dans le paroxisme de son mal; les muscles se contractent, le corps entier se replie sur lui-même, la respiration se suspend, la figure prend une expression étrange, le coloris s'éteint, les narines se dilatent, le front se plisse, les cheveux se hérissent, les yeux hagards implorent le secours, les cris, les gémissements contiennent une expression d'angoisse et d'attendrissement

inexprimable qui saisit le spectateur de crainte et
d'effroi.

Heureusement, la douleur n'a pas toujours cette intensité, mais que de fois alors ne reprend-elle pas en
durée ce qu'elle a perdu en acuité. Il n'est pas un
homme qui puisse dire avoir vécu un seul jour sans
douleur, quoique jouissant d'une santé passable, surtout si on tient compte des douleurs morales ; certes,
tous les êtres sont destinés à la tombe, mais nous
voyons les animaux succomber sans de grandes et
surtout de longues souffrances ; l'homme semble seul
voué à la douleur continue... La douleur est sainte,
dit-on, aussi, sous son aiguillon aigu, l'homme songe
à un monde meilleur et tourne vers lui ses yeux remplis de larmes !

C'est au milieu de tous ces tourments que le médecin apparaît à l'homme comme le plus grand de ses
bienfaiteurs, car, s'il n'a pas *toujours* le pouvoir de
guérir la maladie, il possède certainement les moyens
de soulager. D'abord, mettant en pratique les leçons
de la nature, dans les efforts victorieux qu'elle fait
en nombre de circonstances, il provoque des crises
naturelles ; puis, s'il le faut, il fait plus et mieux
qu'elle, il arrête, dans ses répétitions homicides, les
accès de fièvre entretenus par les influences endémi-
ques où même par l'habitude acquise ; il extrait un
calcul qu'aucun effort de la nature ne pourrait ex-
pulser ; il supprime promptement un membre putréfié ;
il réduit une hernie étranglée ; il fait taire à volonté
les fulgurations de la douleur dans une névralgie ; il

contraint, s'il le faut, la sensibilité générale à disparaître, il provoque un sommeil bienfaisant.

A l'aide de l'admirable découverte des temps modernes, il fait plus, il soustrait entièrement l'homme
aux douleurs provoquées par les grandes opérations,
comme celles qui résultent de l'extirpation d'une tumeur profondément située ou de l'amputation d'un
membre. Il plonge le patient dans un monde idéal où
des rêves délicieux le bercent doucement, pendant que
l'acier divise ses chairs ou que le feu les dévore en
effectuant une destruction salutaire, il réduit en un
mot le malheureux à n'avoir plus qu'une sensibilité
végétative N'est-ce pas là une admirable puissance ?
Supprimer à volonté la douleur! ce rêve de quelque
poëte de l'antiquité.

Quelle reconnaissance les hommes ne doivent-ils
pas à la science qui leur prodigue de pareils bienfaits ?
Quelle place le malade ne devrait-il pas faire dans
son cœur à celui qui la représente auprès de lui ? Et
cependant, que d'ingratitude, que d'oubli de la part
du plus grand nombre! Combien même en est-il qui,
pour se débarrasser d'un souvenir importun qui accuse leur gratitude, saisissent avec un empressement
calculé les occasions d'éloignement et de froideur, à
la faveur desquelles ils évitent la présence gênante
de celui qui a souffert de leurs maux et consacré ses
veilles, prolongées par la sympathie, à interroger la
science, afin d'obtenir d'elle des moyens de soulagement contre d'affreuses souffrances.

Mais le vrai médecin doit se placer au-dessus de

ces infirmités sociales; à l'occasion, l'ingrat le retrouve dans les mêmes dispositions de zèle, d'abnégation, et, s'il le faut, de désintéressement. S'il ne
doit jamais s'attendre à l'ingratitude, il sait aussi que
son ministère doit s'exercer en vue du bien qu'il porte
en lui-même, abstraction faite de tout espoir de reconnaissance. Il se rappelle ces mémorables paroles adressées, sous forme de conseils, à ses confrères par le
docteur Petit : « Invoqués comme des dieux au milieu des dangers, comme eux, vous serez oubliés :
imitez-les alors, et, contents du bien que vous aurez
fait, payez-vous par son souvenir. »

Enfin, dans tous les cas, la présence du médecin
est déjà pour le malade une occasion de calme et d'espérance. Elle relève son courage abattu, c'est le premier bien, le plus certain, le plus incontestable de
son intervention auprès des malheureux dévorés par
la souffrance.

Pour que cette bienfaisante influence soit complète,
il faut que le médecin mérite la confiance entière de
son malade par des soins assidus et des communica-
tions familières; qu'il se prête avec complaisance aux
explications dont les malades sont avides, en les en-
tourant avec soin des ménagements nécessaires pour
qu'elles ne deviennent pas pour eux une occasion
d'alarme.

Quand le médecin parle, la douleur sommeille.

Cette confiance est quelquefois lente et difficile à ob-

tenir et cependant le médecin en a absolument besoin
pour remplir entièrement sa mission ; le malade, juge
incompétent du mérite, la prodigue souvent à l'incapacité et au charlatanisme, au détriment de celui-là
seul qui y a des droits. On ne doit pas se hâter de
s'en formaliser et se sentir trop tôt blessé ; si les
sentiments du malade sont irréfléchis, injustifiables,
le vrai savoir, le vrai mérite, un instant méconnu,
ne tarde pas à reconquérir cette confiance. Il faudra
donc que le médecin sache quelquefois supporter
avec patience et douceur ces ennuis passagers, et
quand le malade revient à lui, ne plus se souvenir
que de son devoir.

Il ne cessera jamais de consoler le malheureux qui
souffre. Il combattra ses terreurs, il éloignera de sa
pensée la crainte d'une issue fatale de sa maladie :
l'espoir qu'il fera naître sera un auxiliaire puissant
du traitement qu'il va instituer.

Dans le cas où le mal est incurable, on voilera
autant que possible cette circonstance à l'avide, mais
craintive curiosité du malade. Dans l'immense majorité des cas, si le malade interroge le médecin sur
ce point, alors même qu'il affecte une grande force
d'âme et assure qu'il entendra son arrêt sans frémir,
il ne le fait que pour être rassuré et donner à celui
qui le soigne l'occasion d'insister. A moins de circonstances exceptionnelles, le médecin devra dissiper ses inquiétudes, détourner les justes pressenti-
ments d'une terminaison fatale, entretenir l'espérance
et se combattre lui-même afin que sa physionomie ne
trahisse pas son secret.

Outre que, à la rigueur, le médecin pourrait se
tromper dans quelques circonstances, qu'on se figure
l'état dans lequel est jeté le malade auquel on vient
dire : « tout espoir a cessé, la mort est prochaine! »
Cette situation rappelle celle du condamné à mort
auquel le greffier vient signifier le rejet de son pour-
voi en grâce.

Quand donc il est devenu indispensable de prononcer de telles paroles, les parents doivent comprendre qu'il ne faut jamais — à moins d'absolue nécessité — demander au médecin de les porter au malade,
pour l'avertir qu'il est temps de prendre ses derniè-
ses dispositions ; il ne doit jamais lui-même se prêter
à remplir ce pénible devoir, à moins, je le répète, de
circonstances tout-à-fait impératives. S'il ne doit
jamais être l'intermédiaire de pareilles ouvertures
auprès du malade, un devoir de son ministère, auquel
jamais il ne doit se soustraire, l'oblige à avertir la
famille des dangers de la situation. Alors, une personne de confiance peut être chargée de faire au malade la triste confidence du danger dans lequel il se
trouve.

Dans le cas où, malgré cet avertissement, le malade, continuant à rester dans la sécurité, invoquerait
pour les justifier les assurances de son médecin, on
pourra parler en son nom, mais n'exiger jamais qu'il
intervienne lui-même ; le malade alors prendra ses
dispositions ultimes. Puis, quand le médecin reviendra auprès de lui, il trouvera encore quelques mots
de consolation, il insinuera qu'on a exagéré l'expres-

sion de ses craintes, reprendra sa place au chevet
et, jusqu'au bout, remplira cette partie importante
de son ministère, consoler toujours.

Si le médecin a des devoirs sacrés envers les malades, ceux-ci lui doivent rendre, autant qu'il est en
eux, sa tâche sinon agréable au moins facile. Je serais heureux si, dans leur intérêt, je pouvais à cette
occasion leur donner d'utiles conseils.

D'abord, ils devront montrer au médecin dont ils
auront fait choix une entière confiance, outre que
l'expression de ce sentiment le dispose favorablement
et fait naître l'intérêt qui doit toujours, autant que
possible, se développer au profit du malade, il donne
au coup d'œil médical une utile assurance. Si le médecin, au contraire, vient à surprendre des signes
peu équivoques d'hésitation chez le malade qui lui
demande des conseils, s'il s'aperçoit qu'on met de
l'inexactitude et de la négligence à exécuter les prescriptions, s'il se sent, en somme, entouré de défiance
soit de la part du malade, soit de celle de la famille,
c'en est fait de son utilité, elle est paralysée, en même
temps que le sentiment d'intérêt et d'affection qui
naissait s'éteint facilement; rien n'est plus capable
de produire ce fâcheux résultat qu'une défiance qui
persiste et devient systématique.

Mais il semble que cela doit être rare et que le malade ou la famille qui n'a pas une confiance suffisante n'appelle pas le médecin à qui on la marchande.
Pourtant, il en est souvent ainsi; des considérations
sociales, une longue habitude, des raisons de pa-

renté, de voisinage, tous ces menus riens qui foisonnent dans la vie des petites localités et qui caractérisent la vie de province, produisent de pareilles situations. Dans de semblables conditions, tout contribue à de fâcheux résultats. Le médecin se tient sur une réserve qui dépasse la prudence; il doit craindre, outre mesure, que si les moyens qu'il voudrait employer venaient à ne pas tenir tout ce qu'il attend de leur emploi, ou bien que si, pendant leur usage, il doit se produire des crises alarmantes, mais nécessaires, des interprétations fâcheuses ne viennent à se produire et ne donnent lieu à ces commentaires qui naissent du préjugé ou de l'ignorance excités encore par le défaut de confiance.

Le médecin alors hésitera, il tâtonnera quand il faudrait agir avec vigueur, et finalement, il lui arrivera, si, jeune surtout, il n'a pu encore planter la foi, s'il n'a pas eu le temps d'acquérir une de ces positions fortes qui défient la critique et peuvent braver un ignorant ou malveillant commentaire, il lui arrivera, disais-je, de laisser passer ce moment précieux et fugitif si essentiel au succès, en toutes circonstances :

Principiis obsta sero medicina paratur
Cum mala per longas invaluêre moras.

Il vaudrait donc infiniment mieux blesser, s'il le faut, quelque susceptibilités et changer de médecin, que de rester dans la position d'indécision et de méfiance à laquelle nous venons d'assigner de si nombreux inconvénients.

Quand enfin vous aurez fait choix d'un médecin auquel vous donnerez toute votre confiance, faites-en au plus tôt votre ami. Il n'est pas douteux qu'un médecin ayant largement accès dans votre intimité vous traitera avec plus d'affection, avec plus d'attention, si cela est possible. Il ne se contentera pas, comme dans le commun de sa clientèle, de faire l'utile et le nécessaire, il voudra vous combler du superflu ; il ne lui suffira pas d'avoir accompli le devoir médical auprès de vous, il voudra mettre en œuvre le dévouement le plus amical ; au lieu de deux visites par jour, il en fera quatre, il veillera lui-même à ces mille petits soins, à ces menus détails si utiles dans l'administration des médicaments, et peut-être ce sera pendant un de ces moments de surérogation qu'un phénomène fugitif, en même temps que symptôme menaçant et *essentiel*, tel qu'une rémission dans l'état du pouls, ou un léger frisson se produiront, et que vous devrez la vie à cet instant qui a permis de constater ou un paroxysme ou une apirexie, c'est-à-dire un début d'accès ou un calme complet, indications de la plus haute importance.

Les débuts d'un jeune médecin dans le monde sont, la plupart du temps, appréciés avec exagération. Le public doit se méfier d'un jugement hâtivement porté en ces circonstances. Comme on ne saurait le juger par des appréciations scientifiques, c'est

sur son succès ou ses revers auprès des malades que
l'on fait ou défait, dans le monde, la réputation médicale. Voici à quoi l'on s'expose. Si le hasard lui a
amené, dès le début, des maladies simples, de celles
qui ont une tendance naturelle à la guérison spontanée, pour lesquelles la nature médicatrice déploie
ordinairement une grande puissance, il lui aura
suffi de faire observer une bonne hygiène, d'aider à
la cure spontanée par les moyens les plus élémentaires, pour exciter autour de lui les louanges que
toutes les trompettes de la renommée porteront
bientôt au loin.

Si, au contraire, la mauvaise fortune du jeune médecin veut que ses premiers malades soient en
proie à de graves affections, de celles où l'art im-
puissant avoue d'avance, la plupart du temps, sa dé-
faite; si peu, de plus, que l'attention générale soit
attirée vers lui par quelques morts imprévues, frappant des personnes marquantes, les appréciations
les plus excessives ne tarderont pas à atteindre sa
réputation.

Dans l'un et l'autre cas le public se sera trompé :
dans le premier on aura vanté outre mesure des
cures dont le principe vital aura fait les plus grands
frais, dans le second on aura critiqué et condamné
sans fondement ; ou bien on aura comblé de sa confiance celui qui n'a rien fait pour la mériter et qui
n'a donné encore aucune preuve solide de son instruction, ou bien on aura négligé de retenir un médecin de mérite qui n'aura pu, malgré tout, se créer

une clientèle. Ces circonstances se présentent assez souvent pour montrer la vérité relative de cet adage : « Il est souvent plus facile de mériter une réputa- « tion que de se la faire. »

De son côté, le médecin à son début doit user de beaucoup de prudence. Il ne convient pas qu'il mette, à s'attirer la clientèle, une ardeur démesurée qui n'est conforme ni à ce que l'on doit à ses confrè- res, ni à la dignité professionnelle compromise ainsi aux yeux des personnes bien nées. Le besoin moral, le désir d'arriver tout à coup à la réputation est peut-être excusable quand il n'a en vue que l'a- mour, fût-il un peu trop vif, de la gloire, ce désir pourrait, à la rigueur, exciter une passion utile et tourner en définitive au profit de la science et de la société. Au contraire, si ce désir immodéré n'est mis en jeu que par la soif de l'intérêt personnel, il pervertira bientôt tous les sentiments de celui qui en sera possédé. D'abord injuste envers ses voisins, il s'armera bientôt de la ruse, celle-ci engendrera l'astuce et l'artifice, l'injustice même ne l'arrêtera pas et, pour se justifier aux yeux de quelques personnes, il ira jusqu'à la bassesse ; il emploiera toute espèce de moyens, de ceux qui, à la rigueur, sont licites, mais que condamne un pur respect de soi-même.

« Pour s'établir dans le monde, a dit Larochefou- cauld, on fait tout ce qu'on peut pour y *paraître* établi ; alors on s'agite, on coudoie, on se dit acca- blé par la confiance publique ; et le monde n'est pas insensible à cette réputation de la vogue. » Eh bien !

nous n'hésitons pas à le dire, le monde doit se tenir en garde contre ces artifices grossiers et n'accorder sa confiance que sous bénéfice d'un minutieux inventaire. La modestie professionnelle est toujours la compagne du vrai savoir, le public doit en être bien prévenu.

Parlons maintenant des grandes réputations médicales, de celles dont on a dit pour la première fois, dans un procès célèbre, qu'elles n'appartiennent qu'aux *princes de la science*. La renommée de certains noms est quelquefois universelle, tout le monde connaît l'anecdote qui a cours sur Boërhaave : un mandarin lettré lui écrivait de Pékin, et la suscription de sa missive portait, « au grand Boërhaave, en Europe. » La lettre parvint très-régulièrement à son adresse. Eh bien ! généralement, dans le monde, on croit trop à l'utilité des consultations que l'on va chercher au loin dans les grandes cités, auprès des maîtres de l'enseignement.

Je ne prétends pas que ces démarches ne puissent avoir leur utilité : pour mon compte, j'ai engagé quelquefois mes malades à y avoir recours. Ce que je veux dire, c'est que, en général, leur utilité est moins grande qu'on pourrait le croire. Voici les diverses raisons qui me font exprimer cette opinion devant le public auquel s'adresse ce travail.

Le médecin auquel on a recours dans ce cas est habituellement un personnage considérable, chez lequel une juste renommée amène docilement par la main une foule de malades qui, du ma-

tin au soir, encombrent son antichambre. Au peu de
temps qu'il peut consacrer à chaque consultant,
ajoutez qu'il le voit pour la première fois. Or, pendant ces courts instants, il lui sera bien difficile
d'acquérir tous les renseignements indispensables
que possède bien, seul et déjà, celui qui lui donne
habituellement des soins; ils sont pourtant d'une
nécessité rigoureuse à un bon diagnostic et à l'insti-
titution d'un traitement vraiment pratique.

Comment, en effet, pourrait-on se faire une juste
idée, en quelques instants, de tout ce qui constitue
une information sérieuse? Quelles sont vos habitudes, votre tempérament, votre caractère, votre
sensibilité organique. Quelle est votre position de
fortune, votre intérieur, votre famille, quels sont
les lieux que vous habitez, le climat, les endémies
qui le caractérisent, c'est-à-dire l'influence des causes de maladies qui y règnent de préférence? Faute
de renseignements suffisants pour cela, il arrive
souvent que les prescriptions qui ont paru le plus
rationnelles seront impraticables; soit parce qu'on
aura ignoré telle circonstance qui rend l'emploi de
ces moyens impossible par suite des conditions qui
se rencontrent autour de vous ou dans votre localité,
voire dans votre famille et dans les conditions de fortune où vous vous trouvez, soit parce que votre organisme s'y oppose par suite de circonstances peu ordinaires qui constituent chez vous ce que nous appelons une idiosincrasie, sorte de manière d'être
souvent bizarre, qui vous est propre, et qui ne peut

se prévoir, mais que l'expérience a depuis longtemps
dévoilé à votre médecin habituel.

Ainsi, certaines substances qui provoquent le
sommeil chez tout le monde, agitent telle personne.
Quelques substances laxatives produisent un état
tout opposé. Le café au lait, le chocolat, purgent.
Les opiacés, qui calment les douleurs de la digestion,
les exaspèrent cruellement chez quelques-uns. Quelques asthmatiques se soulagent en respirant les
vapeurs qui s'élèvent de certains corps en combustion, comme le papier nitré, la belladone, la corne,
tandis que d'autres en sont suffoqués. Le clystère,
qui soulage la tête la plupart du temps, produit ici
une congestion cérébrale instantanée et violente,
l'éther fait souvent vomir, le miel provoque l'in-
digestion, la fleur d'oranger narcotise ou agite, les
sirops de fruit, la fraise surtout, vous donnent l'urti-
caire, la moindre application balzamique sur la
peau produit une violente éruption, le musc donne
des convulsions, etc., etc.

Ainsi il pourra arriver qu'on vous aura prescrit
des boissons que votre estomac repousse, des calmants qui vous agitent, des digestifs qui vous in-
digestionnent, des médicaments qu'il faut préparer
et renouveler plusieurs fois par jour et que vous
ne pouvez vous procurer à la campagne, des eaux
minérales que votre fortune ne vous permet pas
d'aller prendre sur place, des cataplasmes émollients qui vous produisent des érythèmes violents,
des voyages impraticables, le séjour hivernal dans

telles régions et une foule d'autres pratiques qui pourront répugner invinciblement à votre bourse.

Si, par hasard, aucun de ces inconvénients n'a surgi de votre consultation au loin, il y aura toujours celui-ci qui a une grande importance, c'est que le médecin consulté, se trouvant au loin, ne pourra pas lui-même et chaque jour juger de l'effet produit par le traitement qu'il a formulé ; il ne pourra ni diminuer, ni augmenter, ni modifier, insister ou suspendre telle partie de la médication selon l'impression reçue par les organes. En pareil cas, le médecin ordinaire hésitera à le faire, dans la crainte de vous contrarier et de heurter cette foi vive qui vous a conduit à Paris consulter un augure, il n'aimera pas à assumer cette responsabilité ; il redoutera de voir cette intervention attribuée à quelque sentiment... peu confraternel. J'indique des inconvénients, que le public en fasse son profit.

Quand on croit devoir faire des voyages pour aller consulter les princes de la science, il faut, au moins, prendre toutes les mesures propres à éviter la plupart des dangers que j'ai signalés. Il faudra d'abord faire part de votre projet à votre médecin, vous faire délivrer par lui une note à consulter qui sera la lumière ou le fil conducteur indispensable à celui qui vous voit pour la première fois, car là sera minutieusement et longuement indiqué l'historique de votre mal et de votre personne comme sujet médical, posés méthodiquement les jalons nécessaires à celui dont vous allez invoquer les lumières.

Puis, quand vous serez de retour, ne faites rien
à l'insu de votre médecin, au contraire, dites-lui, dès
le premier jour : « Docteur, voilà ma consultation,
tirons-en tout le parti possible dans tout ce qui vous
paraîtra bon et convenable, rejetez ce qui vous semble superflu, je m'en rapporte entièrement à vous. »
J'ai la conviction que les conseils que je donne
là ont une grande utilité, aussi je les recommande
fort aux lecteurs : *experto crede Roberto.*

Je n'ai pas à conseiller tant de réserves quand
il s'agit de consultations entre confrères d'une
même localité. Des lumières mises en commun auprès d'un malade forment souvent un faisceau qui
éclaire mieux une question obscure. Une conversation ou même une discussion courtoise et doctri-
nale peut produire des aperçus utiles. Mais, ici
encore, il faut agir avec soin. Vous devrez, tout
en demandant à votre médecin de réunir auprès
de vous des confrères pour faire une consultation,
lui témoigner une grande confiance; dans tous les
cas où il se produirait une dissidence dans la dé-
libération, vous devrez ou suivre son avis ou appeler un tiers : mieux vaudrait changer de médecin que de se conduire autrement, car jamais on
ne mettra de la bonne volonté à surveiller l'exécution d'une ordonnance à laquelle on conteste
l'utilité ou l'opportunité.

On doit bien avoir soin aussi de ne jamais réunir auprès d'un malade deux médecins dont les
sentiments personnels et réciproques ne sont pas

parfaits. Il faut, quand cette circonstance se présente, s'abstenir et ne pas tenter la pauvre humanité, car vous vous exposeriez à voir, jusque dans votre consultation, se produire le trouble qui existait entre les personnes.

Continuant cet examen du médecin dans la société, je rencontre une erreur très-répandue, c'est celle qui consiste à dire, en racontant la triste situation d'un malade, *les médecins l'ont abandonné*, ou bien tel malade s'est rétabli, mais les médecins l'avaient abandonné. Ceci est plus qu'une injustice, c'est presqu'une insulte à notre ministère. Le médecin, qu'on le sache bien, n'abandonne jamais son malade; plus le péril est grand, plus on le retrouve exact et empressé; quelle que soit sa conviction sur l'issue fatale de la maladie, il n'oublie jamais que l'on voit quelquefois la nature révéler sa puissance par des crises salutaires et tout-à-fait imprévues; alors même qu'il est obligé de convenir avec lui-même que ce faible espoir n'existe plus, il reste encore auprès de son malade pour calmer sa souffrance, soutenir son courage par sa présence, et, s'il le faut, au prix de quelqu'innocente tromperie.

Cette assertion arrivée à l'état de formule consacrée, « les médecins l'ont abandonné, » est tombée, dans le langage usuel et vulgaire, de la lèvre des empiriques ou des donneurs de conseils en train de raconter une cure à sensation. Voyez-vous d'ici l'effet produit par cette phrase, *les mé-*

*decins l'avaient abandonné, mais on a fait tel
remède ;* — par exemple, on lui a administré *Leroi*,
ou bien les *pilules de Blancard*, ou de *l'ambrette
purgative*, ou *l'essence de marons d'Inde*, ou bien
l'un des vingt-cinq élixirs qui tous guérissent de
la goutte, voire cette bonne et gracieuse *révalescière du Barry*, que les Gavroches appellent
la *recarnassière*, ou bien..... que sais-je! Lisez
toute la quatrième page des journaux, — *et le
malade est comme miraculeusement revenu à la
santé!!* Répétons encore une fois que c'est là une
grande erreur, un grossier préjugé, et que le médecin n'abandonne jamais son malade. Montrer
l'origine et le but de cette locution devenue fa-
milière doit suffire pour se l'expliquer et la pros-
crire.

Passons à un autre préjugé. Il s'agit de celui
qui existe chez certaines personnes et qui consiste
à croire que les médecins sont irréligieux et que
quelques-uns d'entre eux sont entachés de doctrines
matérialistes et athéistes.

Nous croirions laisser, dans ce chapitre du médecin, une lacune importante, si nous ne venions pas
protester contre cette erreur. Notre conscience nous
y convie; nous remplissons un devoir en montrant
la vérité sur cette grave question.

Cet examen est d'autant mieux placé ici que le
médecin, investi d'une grande mission humanitaire,
doit toujours se tenir en position de pouvoir secourir
tous ceux qui ont en lui confiance. Cela lui impose

déjà une grande prudence et une très-grande modération dans l'expression d'opinions heurtant et blessant les convictions les plus respectables et les plus respectées. L'accès de sa personne ne doit pas être empêché par le soupçon de pareilles dispositions d'esprit et le serait, car la société n'est ni irréligieuse, ni matérialiste.

Tout jeune néophyte sait cela, et il n'est pas un de ceux qui se destinent à la médecine qui ne comprenne très-bien que cette profession, moins que tout autre, ne lui permettrait jamais d'exprimer ou de laisser soupçonner qu'il est imbu de pareils principes. Donc, s'il en nourrissait le germe, il serait porté à s'éloigner d'une carrière où cela contribuerait à l'insuccès de ses débuts.

Plus tard, dans l'exercice de son ministère, celui qui étalerait de pareilles opinions serait suspect à beaucoup de personnes et je le dis, à bon droit, de manquer des dons indispensables à celui qui est chargé d'interpréter la nature dans le traitement des maladies physiques et surtout dans celui des affections morales entièrement du domaine de l'intelligence et des sentiments.

Cette accusation s'est étendue à l'enseignement de l'Ecole de médecine; les journaux s'en sont bruyamment occupés; ces accusations étaient-elles fondées ?

Nous ne pouvons donner ici tous les éléments de la discussion; on ne pourrait les faire surgir qu'en développant des questions de haute philosophie et d'histologie, qui ne sauraient avoir leur place dans un opuscule auquel nous nous efforçons de donner une forme populaire et vulgarisatrice, mais les personnes qui ont été au courant de l'incident doivent se souvenir des démentis infligés par les professeurs à leurs accusateurs, et, ce qui prouve davantage, des rectifications qui ont été faites par ces derniers aux dénonciations qui s'étaient produites en pleine séance du Sénat : c'était une erreur. Non, l'enseignement médical, pas plus aujourd'hui qu'autrefois, n'est infecté d'athéisme et de matérialisme.

Quant à l'accusation de matérialisme jeté à la tête d'un certain nombre de médecins, voici sur quelles singulières raisons on l'appuie.

On dit que, durant leurs études, les médecins puisent dans l'habitude de descendre, le scalpel à la main, au plus profond des secrets de l'organisme, des propensions à ne plus voir dans les êtres dont ils étudient le mécanisme que les matériaux d'un édifice.

On dit que les expériences de vivisection sur les animaux, qui permettent à l'expérimentateur de modifier, ralentir, activer, abolir, rétablir les fonctions, non-seulement matérielles, mais celles du cerveau qui comprennent la vie de relation, tout cela, en modifiant les rapports de la substance, concourent au même résultat.

On dit que les expériences faites dans les cabinets de physique, et qui consistent à infuser des fluides dans les tissus d'un cadavre, de manière à lui rendre l'apparence de la vie, en rétablissant les mouvements

et l'expression de la physionomie, tout cela fait incli.
ner l'esprit vers les propriétés innées de la matière.

On dit encore que l'habitude de jouer avec cette
machine — j'ai même ouï dire *de cette machine* —
pendant les études des propriétés des tissus, créait
une tendance au matérialisme.

On appuie ces arguments de quelques exemples,
on nomme quelques esprits excentriques, de ceux
qui ont fait époque dans la science, Arnaud de
Villeneuve, Servet, le fameux Lamétrie, le grand
Broussais, Littré... Je ne prétends pas défendre ces
noms contre les sévères appréciations dont ils ont été
l'objet, quant à la question qui nous occupe, quoiqu'il y eût des réserves à faire contre l'accusation
d'athéisme portée contre Broussais. Mais ce sont là
des individualités qui ne prouvent pas que l'athéisme
et le matérialisme, ou je ne sais quel panthéisme
fantaisiste que l'on a supposé dans l'école, soient fréquents parmi les médecins; à notre avis, ils prouvent
le contraire.

Si nous devions nous étendre sur cette matière et
faire la démonstration de ce que nous avançons, il
nous serait facile d'établir, preuves en main, que
l'on trouve une proportion d'athées bien plus grande
parmi ceux qui cultivent les lettres que dans les
rangs de ceux qui s'appliquent aux sciences; que la
médecine est certainement, entre toutes les professions libérales, celle qui en compte le *moins* : l'aber-
ration cérébrale de l'athéisme et du matérialisme se
rencontre un peu partout, il n'est pas une carrière

qui puisse s'en montrer indemne : si tout cela est incontestable, on accordera déjà que c'est une singulière erreur de croire que les études médicales incli-
nent les intelligences vers cette pente dangereuse.

Mais ce n'est pas assez : j'avance, sous l'autorité
des plus grands écrivains en médecine, depuis Hippocrate jusqu'à nos jours, que les médecins sont, au
contraire, portés, par le genre de leurs études, aux
tendances le plus manifestement religieuses. Beaucoup d'entre eux ont fait leurs preuves la plume à la
main (1); est-ce que l'immense majorité des ouvrages
de médecine ne sont pas écrits dans le sentiment religieux ? Combien de médecins, parmi nos illustrations, sont non-seulement des hommes aux sentiments
empreints de religiosité, mais même d'une régularité
publique dans ce qu'ils regardent comme un devoir
de leur croyance.

Ceci me met en mémoire le souvenir de deux maîtres aimés, je demande la permission de l'évoquer
ici, nous y trouverons une preuve de leur piété autant que de leur savoir. C'étaient deux vieillards, ils
étaient l'un et l'autre attachés comme chefs de service à l'hospice de la Salpétrière, grand établissement de bienfaisance qui contient un personnel de
six mille âmes. L'un était Pariset, l'illustre secrétaire
perpétuel de l'Académie de médecine, l'autre se
nommait Lallemand et avait été, pendant longtemps,
professeur à l'Ecole de médecine.

(1) Voyez *Réfutation de l'accusation d'athéisme*. Balme,
Lyon. 1810.

Chaque dimanche, on les voyait régulièrement arriver de compagnie à la chapelle de l'établissement, magnifique monument digne d'une grande cité, et y accomplir les actes de la plus grande piété. Là se trouvait en même temps et avec la même régularité le professeur Cruv**, encore en activité aujourd'hui, accompagné de ses cinq filles, prématurément privées d'une mère ravie à leur tendresse et auxquelles il donnait l'exemple de ses pratiques religieuses. Combien d'autres je pourrais citer parmi nos illustrations.

Il m'est arrivé parfois, après la visite de *Pariset*, dont j'étais l'élève, d'être emmené par lui dans la chapelle, à cette heure déserte. Cet aimable et savant vieillard me mettait familièrement la main sur l'épaule et me disait dans son style toujours empreint d'un haut classisme et d'une charmante gaîté : « Venez jeune adepte, demain je lis ma harangue à l'Académie, c'est l'éloge de X... Allons implorer les dieux, demandons-leur l'éloquence qui charme et le succès. » Il se prosternait sur la dalle et inclinait quelques instants sa belle tête... Qu'on me permette une digression à l'occasion de ce lointain souvenir.

Je veux donner une idée de l'instruction profonde de nos deux illustres vieillards, en vous contant une anecdote dont je fus le témoin. *Pariset* et *Lallemand* avaient, comme je l'ai dit, chacun un service particulier. Ces deux services étant fractionnés, les maîtres, suivis de leurs élèves, étaient obligés, à un moment donné de la visite, de traverser une vaste cour intérieure ; il arrivait ainsi souvent que les cortéges se croisaient. Dans ces occasions que chacun de nous voyait avec joie, les deux professeurs s'abordaient gracieusement et ne manquaient jamais d'engager quelque petite lutte d'érudition émaillée de citations classiques. Un jour le père Lallemand, comme nous disions dans notre style d'étudiant, interpelle son ami Pariset en latin. Pendant cette séance nos deux maîtres discutent et argumentent dans la langue de *Cicéron*, avec une facilité et une élégance qui charme l'auditoire. A la fin, Pariset détacha à son cher adversaire une tirade qui parut l'avoir *cloué* un peu ; le père Lallemand tourna les talons et n'eut pas ce jour-là les rieurs pour lui.

Dès le lendemain, un suppléant le remplace dans son service, on le dit malade, il ne reçoit personne. Cela dura environ vingt-cinq à trente jours. Un beau matin, les deux professeurs, entourés de leurs élèves, se rencontraient de nouveau, ils s'abordent pour se complimenter, et c'est Lallemand qui prend la parole... en grec ! et cela avec beaucoup de facilité... Pour le coup, il avait eu sa revanche. Comprend-on cet amour du savoir et de la gloire de la part d'un vieillard de près de 80 ans, et qui le fait s'enfermer pendant un mois avec *Euripide* et *Sophocle* pour se remettre au grec !..

Je reviens à la question religieuse. Je dis qu'il n'y a pas de profession libérale qui ait plus d'hommes éminents dans la pratique des actes de la religion. Il suffit de nommer le grand *Haller. Boërhaare.*

Sydenam, Borden, Van-Swieten, Vésale... et parmi les contemporains les *Chomel*, les *Cruveiller*, les *Récamier*, les *Dupuytren...*

C'est d'ailleurs un fait démontré et incontestable, bien loin que l'étude des sciences médicales et l'étude de l'homme en particulier soient propres à éloigner de la pensée d'un créateur, au contraire, rien ne mène plus directement à la démonstration de son intelligence infinie et de son action permanente. Celui qui a fouillé les secrets de ces grands appareils que l'on nomme respiratoire, de nutrition, de la circulation, qui les a observés en action dans la fonction propre à chacun d'eux ; celui qui a pu une fois admirer les mécanismes, la surprenante structure, les combinaisons merveilleuses de ces instruments qu'on nomme l'œil, l'oreille, le système sensitif ; ceux qui ont pu admirer l'organisme entier, qui ont compris cette merveille vivante et morte, en ont raisonné la solidarité jusqu'aux derniers ramuscules de ces conduits microscopiques qui s'en vont puiser, aux confins de l'inconnu, les molécules inertes destinées à être expulsées ou vivifiées de nouveau, tout, tout contribue à faire de l'anthropologie une étude qui, à ce point de vue, suffit à toutes les démonstrations.

Voyez comme Voltaire en a tiré parti dans la construction des beaux vers suivants :

Demandez à Sylva par quel secret mystère
Ce pain, cet aliment dans mon corps digéré,
Se transforme en un lait doucement préparé ;
Comment toujours filtré dans des routes certaines

En longs ruisseaux de pourpre il coule dans mes veines.
A mon corps languissant donne un pouvoir nouveau.
Fait palpiter mon cœur et penser mon cerveau.
Il lève au ciel les yeux, il s'incline, il s'écrie :
« Demandez à ce Dieu qui me donna la vie. »

Aussi je ne connais pas de profond anatomo-physiologiste qui, jusqu'à ce jour, puisse être accusé d'athéisme ; jamais, dans les cours publics, les professeurs de nos Facultés n'ont émis des idées exclusives des pensées divines et des sentiments religieux. Le grand Hoffman a mis au frontispice de ses travaux cette épigraphe : *Medicus sit christianus*. L'enseignement moderne éloigne, il est vrai, tout procédé extra-scientifique, par cela même il exclut toute question de croyance, voire le matérialisme. Que de fois n'est-ce pas dans le sentiment religieux que les médecins se reposent des dangers, des ennuis, des désagréments, des ingratitudes qui sont le cortége quotidien de la pratique dans cette belle et noble profession ! Ils sont bien heureux souvent de retrouver leur propre cœur, pour s'y reposer des misères et des dégoûts dont on les abreuve. Puis c'est encore un doux refuge contre ses propres impressions ; ne voir que des douleurs, n'entendre que des plaintes ; essuyer des pleurs, donner des consolations, donne bientôt au médecin un caractère grave, un état permanent de l'âme, aussi éloigné des plaisirs bruyants que propre à la méditation, à la réflexion, à la prévoyance, à la foi.

C'est au point que certaines personnes reconnais-. sent à notre ministère plus d'un côté analogique, tout au moins de rapprochement, avec celui du prêtre. Ainsi l'un et l'autre se rencontrent au seuil de la souffrance, au chevet des mourants; l'un et l'autre lui apportent leur contingent de consolations et d'espérances; ils lui prodiguent avec désintéressement les soins les plus fraternels. Ensemble, ils affrontent le dégoût des infirmités, le danger des rapports, l'ingratitude et l'oubli. Ils paient de même un large tribut pendant les épidémies, ils conseillent de même la pratique de la sagesse, blâment le mal de tous les excès, enseignent les avantages d'une vie régulière et bien ordonnée, l'influence bienfaisante de la frugalité, de la chasteté, en un mot toutes les prescriptions de la morale chrétienne.

Non, le médecin n'est pas athée! il sait bien que lorsqu'il guérit un malade, sans cette force, cette puissance dont nous avons parlé, placée dans l'être à sa formation comme elle reste agissante pendant toute la vie, il n'eût eu aucun point d'appui pour reposer le levier qui, dans ses mains, devait vaincre le mal, et qu'à son tour cette puissance ne s'appuie pas sur le vide. Nous nous rappelons le bon père Pariset, dans ces moments de satisfaction que donne la pensée d'avoir arraché son semblable à la mort et nous nous écrions comme lui : « Rendons grâces aux dieux! »

Les gens du monde ont donc eu tort de se hâter, sur de simples apparences, de porter un jugement

à propos des formes de l'enseignement scolaire médical. De ce qu'un professeur, traitant des rapports
du physique et du moral, dira littéralement que le
cerveau de l'homme secrète la pensée, comme le foie
secrète la bile, ou comme l'estomac prépare le futur
aliment, s'ensuit-il qu'il considère la pensée comme
matérielle? Si le cerveau est l'organe indispensable
à la pensée, comme le ventricule est indispensable
à la digestion, c'est qu'il y a une puissance qui fait
penser l'un et digérer l'autre ; mais c'est cette force
même qui est la vie, or la vie ne pouvant se mani-
fester que par des organes, dire, scientifiquement
parlant, que chaque organe possède en lui-même
les forces nécessaires à l'accomplissement de l'acte
qui lui est réservé, que cette force, cet acte,
peuvent être étudiés en dehors de toute donnée
extra-scientifique, ce n'est pas faire du matérialisme, c'est faire de la science dans les conditions
essentielles du vrai progrès, l'analyse et la démonstration. Il n'y a rien là qui s'oppose à l'adoption de
la définition de M. *de Bonald :* « L'homme est une
intelligence servie par des organes. »

Je m'arrête à la surface de la question, car aller
plus avant m'obligerait à un ordre de discussion qui
n'est pas d'ailleurs indispensable à ma démonstration. Puis en des matières d'ailleurs si difficiles à
exprimer avec une parfaite rectitude, je craindrais,
en persistant, d'exciter cette voix de la nue, *noli
me tangere.*

Je termine ici le chapitre que j'ai consacré au

médecin : j'ai dit ce qu'il est ou tout au moins ce qu'il doit être, l'estime qui lui est due, s'il pratique les vertus sociales que lui imposent son ministère, la confiance à laquelle il a droit par suite des études considérables qui lui sont imposées avant d'acquérir le droit de veiller à la santé du public. J'ai fait voir son labeur incessant, son dévouement sans borne, sa vie enchaînée à un travail qui lui ravit toute liberté, montré en un mot ce qu'il doit à Dieu et aux hommes. Heureux si j'ai pu attirer quelques regards sympathiques sur le ministère qu'il exerce, sympathie dont il a besoin pour le pratiquer avec utilité, pour en faire découler tous les bienfaits dont profite en définitive la société.

CHAPITRE III.

De la Chirurgie.

Dans les chapitres précédents, nous avons montré combien est encore grand le doute, le pessimisme qui s'attache à l'utilité, à la certitude de la médecine proprement dite, malgré les progrès immenses qui ont signalé sa marche dans les temps modernes. Nous avons constaté cette singulière inconséquence des personnes qui accordent une grande confiance aux remèdes, aux recettes recommandées et qui montrent une entière tiédeur pour les prescriptions du médecin ; comme si, dans une science toute d'observation et d'expérimentation, celui qui a étudié, expérimenté et observé le mieux ne devait pas en savoir un peu plus que le vulgaire. Nous reviendrons sur ces questions quand nous parlerons de l'empirisme.

Dans ce chapitre, nous n'avons plus à regretter le manque de foi dans l'art, nous serons presque obligé d'attiédir le sentiment de confiance aveugle,

qui porte à croire que la chirurgie, bien différente
en cela de la médecine, comporte, dans les faits de
sa pratique, des démonstrations d'une évidence telle,
qu'ici, la certitude est complète, indiscutable dans
tous les cas. On répète, en médecine tout est obscur,
problématique, quelque peu hypothétique... Ah! par-
lez-nous de la chirurgie, voilà une science positive !
Nous allons examiner cette question. Nous tâcherons
de mettre en lumière les choses de la chirurgie
comme nous l'avons fait de la médecine, on pourra
ensuite porter un jugement.

Je ne puis m'empêcher de faire observer au préalable que le fait d'accorder sa confiance au chirurgien,
bien plus qu'au médecin, est une sorte d'inconséquence difficile à justifier. La médecine et la chirurgie sont comprises dans l'ensemble des connaissances imposées indistinctement à tous. Observées,
étudiées, professées par les mêmes maîtres ; de plus,
dans la pratique, elles se touchent par tant de
points, se croisent, s'enchevêtrent et se confondent
si souvent que vous ne pouvez plus les séparer, de
telle sorte qu'il faut à l'occasion que le médecin fasse
de la chirurgie ou que le chirurgien fasse de la médecine.

Depuis fort longtemps, la médecine et la chirurgie
font partie d'un même enseignement, elles constituent un tout inséparable, elles sont, dans l'enseignement comme dans la pratique, liées et indissolubles.
Si l'on parle encore de chirurgiens et de médecins,
c'est qu'on entend par là désigner des personnes qui,

par goût ou par position et intérêt, se livrent *plus* exclusivement à l'une ou à l'autre de ces deux parties de l'art de guérir, constituant ce que nous avons nommé, au chapitre *de la médecine,* la pathologie externe et la pathologie interne. Mais ces dénominations elles-mêmes manquent absolument de justesse ; une fracture profonde, comme celle de certaines parties du bassin, une luxation de la cuisse, un corps étranger engagé au fond de l'œsophage, constituent des cas de pathologie situés à l'intérieur qui relèvent de la chirurgie, tandis qu'une série de maladies externes telles que le rhumatisme, l'érysipèle, les dartres, sont comprises dans l'étude de ce que l'on nomme la médecine interne.

Comment dès lors accorder la certitude à l'une des branches de l'art de guérir plutôt qu'à l'autre ? Sur quoi peut-on baser une semblable opinion, pourtant très-répandue. Si, d'une part, ce sont les mêmes maîtres qui enseignent, par les mêmes procédés scientifiques, avec les mêmes doctrines — car ce qui sera une inflammation pour le médecin dans une pleurésie ne différera pas doctrinalement de ce que sera une inflammation articulaire, suite d'entorse. — Si, d'autre part, elles se confondent dans une foule de circonstances d'une manière inséparable, la réflexion porte déjà à conclure qu'elles doivent avoir les mêmes destinées, les mêmes difficultés, les mêmes incertitudes, la même profondeur, la même utilité pratique.

En effet, toute blessure n'entraîne-t-elle pas une

réaction qu'on nomme la fièvre, et cette fièvre ne
s'élève-t-elle pas souvent à un degré tel qu'elle
constitue le plus grave danger de la situation ? Que
deviendra le chirurgien s'il n'a pas toute la science
médicale nécessaire pour tâter le pouls, apprécier
l'état fébrile, porter un diagnostic et un pronostic,
instituer un traitement... et de même quelle serait
la position du médecin qui, appelé près d'un apoplectique, ne pourrait ouvrir la veine au bras ou l'artère à la tempe... la médecine et la chirurgie ne
constituent qu'une seule et même science, ces deux
branches jumelles de l'art de guérir ne se distinguent
guère que par le mode d'application des moyens;
pourquoi les distingue-t-on si exclusivement dans le
public? Cela tient surtout à ce que, par des causes
que nous allons faire connaître, ces deux choses furent longtemps et violemment séparées.

Dans l'antiquité, la médecine ne se distingua pas
de la chirurgie : chez les Romains, chez les Grecs,
chez les Arabes, il n'y eut qu'une classe de médecins. On sait aussi qu'après l'invasion barbare et le
sommeil scientifique du moyen âge, la médecine
fut à peine enseignée, toutes les bonnes traditions
tombèrent dans l'oubli. Les ecclésiastiques, en
dehors de la collaboration d'empiriques ignares,
conservèrent seuls les études médicales dans les
universités ; mais vers le milieu du douzième siècle, .
par des raisons puisées hors de cette question, parut
la règle disciplinaire *Ecclesia abhorret à sanguine;*
dès ce moment ces mêmes ecclésiastiques ne voulurent plus se livrer à la pratique de la chirurgie.

Cette partie des sciences médicales tomba entre les mains des laïques, et dès lors, on peut le dire, dans le plus grand discrédit; bientôt elle se confondit avec la profession de barbier et fut pratiquée par ces derniers seuls. Les médecins, qui avaient conservé une dignité professionnelle rehaussée — relativement au moins — par un certain degré d'instruction, jouirent uniquement des immunités universitaires; ils ne voulurent plus être confondus; ils dédaignèrent d'entrer en conférence ou consultation avec un chirurgien. A ce moment, la chirurgie, ou tout au moins la pratique des opérations qui nécessitaient l'effusion du sang, ne fut plus qu'une routine chaque jour plus obscure et confiée aux mains d'hommes entièrement illettrés.

Vint enfin le dix-huitième siècle et, avec lui, les plus beaux travaux sur l'anatomie et les opérations chirurgicales; les sciences avançant encore, il devint évident que, pour être un bon médecin, il fallait savoir la chirurgie et que, pour être un bon chirurgien, il fallait être instruit de tout ce qui est du domaine de la médecine; on les confondit dans l'enseignement, elles le furent bientôt dans la pratique. La main du médecin tient plus souvent la plume, celle du chirurgien l'instrument, voilà toute la différence.

Donc, quand vous parlez d'un chirurgien, vous ne désignez que celui qui, dans l'application, s'est plus spécialement consacré à la médecine opératoire. Les matériaux de la science médicale étant considérables, quand on a pu diviser le travail pratique, là où il existe de grandes agglomérations, comme dans les villes populeuses ou dans le service des hôpitaux, on a dû le faire. La chirurgie, dans ses applications, ayant besoin de beaucoup de dextérité et de sûreté dans la main, une plus grande habitude devant la procurer, c'était une bonne raison pour faire cette division dans le travail d'une grande pratique.

Les avantages qui pourraient résulter de cet état de choses dans les grands services ou les cités populeuses, sont largement paralysés par les inconvénients nombreux qui résultent de l'encombrement ; il est constaté par toutes les statistiques et par l'observation universelle que les opérations réussissent mieux, c'est-à-dire sont suivies de plus heureux résultats et présentent moins de danger, dans les petites localités que dans les grands centres et surtout à Paris. Ainsi, dans les grandes villes ou les hôpitaux, on perd un tiers des malades à la suite des grandes opérations, les amputations des membres par exemple ; tandis qu'en province, et surtout dans nos petites localités, nous ne perdons, dans ces cas, qu'un malade sur huit !

La conclusion utile qui résulte de tout cela c'est que, alors même qu'on supposerait moins de dextérité dans la main du médecin de son village, mieux vaut se faire opérer par lui qu'aller dans les grandes villes ou un service d'hôpital considérable réclamer le secours de quelque grande célébrité. Toutefois, comme nous sommes loin de dédaigner l'utilité d'une main exercée et que nous la tenons au contraire pour précieuse, nous vous dirons, si vous êtes assez favorisé de la fortune pour réunir ces deux avantages, un chirurgien de mérite, d'une renommée légitime, et le séjour à la campagne, vous vous placerez dans les meilleures conditions pour le succès.

Nous trouvons donc enfin un côté par lequel la médecine, non-seulement est moins suspectée, mais même acceptée avec une confiance, on peut dire, sans bornes. Les contempteurs de la médecine ont l'habitude de répéter : « La médecine, c'est de la conjecture, mais la chirurgie, voilà du positif. » La forme de cette affirmation, comme le fond de cette croyance, n'est qu'une erreur. Je vais tâcher de le démontrer. Ma proposition est celle-ci : *La chirurgie n'a pas de base qui présente plus de certitude que la médecine.* Cette proposition est admise sans conteste dans le monde médical tout entier, c'est-à-dire aussi bien parmi les chirurgiens que parmi les médecins.

Oh ! sans doute, une amputation en elle-même, c'est exact comme un chiffre. Il n'y a rien à constater, donc rien à discuter ; le membre gît, là, séparé du tronc, le fait opératoire est palpable, indéniable, mais la question n'est pas là. D'ailleurs, la certitude prise dans ce sens, la médecine pourrait tout aussi bien l'invoquer, elle n'aurait qu'à montrer que ce vomitif a bien fait vomir, ce purgatif bien purgé, cet opium bien fait dormir, ce fébrifuge bien coupé la fièvre, et cela tout aussi bien que le couteau a coupé le bras, le bistouri ouvert l'abcès.

En médecine générale, c'est-à-dire aussi bien en médecine proprement dite qu'en chirurgie, il y a deux choses que le praticien doit posséder également bien, ce sont l'art et la science ; deux choses fort distinctes et qui enseignent, la première à appliquer les moyens d'action, la seconde à porter un diagnostic et à déterminer le choix. Ainsi, tel médecin, rompu dans l'art de formuler, administrera très-bien les médicaments qu'il emploie, il aura des formules de préparation bien conformes, bien appropriées aux goûts du malade, sera plus capable en cela qu'un confrère qui lui sera, à son tour, supérieur dans l'instruction générale, celle qui mène avec le plus de certitude à un bon diagnostic et à un bon traitement ; de même tel chirurgien, très-habile dans les manœuvres opératoires, pourra n'être que médiocrement instruit des choses de la science chirurgicale, c'est-à-dire de ce qu'il est indispensable de savoir pour asseoir un bon diagnostic et faire un emploi judicieux des moyens divers qu'indiquent les auteurs. Il y a donc, chez l'un comme chez l'autre, deux aspects bien distincts, deux hommes, le savant et l'artiste.

Il est facile de comprendre qu'autre chose est connaître parfaitement une maladie, autre chose mettre en usage les moyens d'action. Ce n'est pas tout que donner un bon émétique qui fait bien vomir, il s'agit de savoir s'il était opportun de le donner. Couper un membre, enlever une tumeur, n'est pas tout, il faut, avant cela, savoir s'il fallait amputer ce membre ou enlever cette tumeur. Sur ce terrain, qui est celui de la question que nous examinons, on sait bien à l'Ecole que la chirurgie n'offre pas plus de certitude absolue que la médecine : savoir s'abstenir à propos fait partie de toutes les connaissances solides, et l'on peut dire que souvent c'est faire beaucoup que de ne rien faire.

Par exemple, présentez ce cancer, lent et indolent de la mamelle, à un chirurgien artiste, très-expert dans le manuel des opérations. Si peu qu'il ait le bistouri un peu prompt, il opérera aussitôt, enlèvera le mal et cela avec un brillant, une dextérité d'exécution digne d'applaudissements. Le succès paraîtra parfait, et à peine quinze à vingt jours se seront écoulés qu'une belle cicatrice régulière aura remplacé le hideux ulcère. Mais pour combien de temps ? Attendez six ou huit mois, un an au plus, et, à ce moment, vous verrez cette tumeur, qui était simple, reproduite et multipliée ; les glandes environnantes, toutes celles du creux de l'aisselle, seront le siége d'un mal primitivement plus local ; bientôt l'ulcération se reproduira, non pas lente et circonscrite comme avant l'opération, mais large, aiguë, dévorante : encore six mois et l'opérée aura succombé, tandis qu'avec son cancer primitif elle eût vécue de longues années encore qui eussent bien payé le prix d'une incommodité. Dans la bonne chirurgie, c'est-à-dire instruite et vraiment scientifique, celle qui n'eût pas manqué de conseiller de s'abstenir, eût été bien préférable à l'habileté de l'opérateur.

Il ne s'agit donc pas seulement de couper et tailler en

chirurgie, il faut pouvoir porter un diagnostic éclairé;
ensuite savoir faire un choix judicieux des moyens
de traitement, et, enfin, quand une manœuvre opératoire est décidée, savoir adopter celle qui convient
le mieux, déterminer, au milieu des divers procédés,
celui qui doit être préféré. Pour la chirurgie, comme
pour la médecine, c'est là que s'accumulent les difficultés scientifiques : diagnostic et traitement. Nous
avançons sans crainte que le diagnostic en médecine
est entouré d'une certitude égale à celui que l'on
peut porter en chirurgie ; j'ajoute, comme opinion
personnelle, que cette certitude est plus grande.

De quelle obscurité et de combien de causes d'erreurs ne sont pas entourées, en chirurgie, les questions qui se rapportent aux tumeurs profondément
situées, aux collections purulentes, à certaines maladies articulaires ou des os, aux abcès des cavités, à
la nature de certaines ulcérations, aux fractures, aux
luxations, etc., etc. Nous regardons comme plus sûr
le diagnostic que nous portons, en médecine, sur les
maladies du cerveau, de la poitrine, du cœur, des
voies digestives, des altérations du sang, voire même
des fièvres qui, avec les troubles de l'énervation,
sont le point culminant des difficultés en pareille
matière.

Montrons, par quelques exemples, aux gens du
monde auxquels est destinée cette brochure, que la
chirurgie n'a droit, en aucune façon, à ce degré de
certitude absolue qu'on lui attribue.

Supposons un militaire atteint sur le champ de

bataille par un projectile qui lui fracasse la jambe.
Cette fracture se présente avec plusieurs complications : les chairs sont largement lacérées, les os
cassés irrégulièrement; le blessé se trouvant d'ailleurs
dans des conditions habituelles de robusticité qui
laissaient à désirer.

Le diagnostic n'est pas difficile à établir, le doigt
et l'œil y suffisent; que faut-il faire? C'est ici que la
question scientifique se pose et que surgissent les
difficultés. Faut-il amputer, faut-il essayer de conserver le membre? Dans le premier cas ne sacrifie-
t-on pas un membre que l'on devrait conserver?
Dans le second n'expose-t-on pas ce malheureux à
succomber aux accidents de la fièvre, de la suppuration, de la gangrène? On aura donc à étudier
toutes les circonstances; on examinera tout ce qui
peut être de quelque poids dans la décision à intervenir; ainsi, la blessure en elle-même, l'état de la
santé générale, la résistance probable, le lieu où
l'on se trouve, la saison où l'on est, les maladies
actuellement régnantes, les ressources que l'on possède en ce moment comme moyens de traitement...
Autant de données variables, toutes pleines d'incertitudes. Enfin, après avoir interrogé la science et sa
propre expérience, on se réunit, on discute, et,
à l'unanimité, on se décide pour l'amputation du
membre ; tenter de le conserver, c'est vouer le
malade aux chances d'une mort presque inévitable.

Mais voilà qu'au moment d'opérer, quand tout est
disposé pour cela, le pauvre blessé déclare éner-

giquement qu'il ne veut pas être amputé, et que,
s'il le faut, il préfère la mort à la mutilation ; tout
en gémissant sur le sort qui l'attend, on est contraint
d'entreprendre une cure considérée comme impossible, contre laquelle s'élèvent toutes les probabi-
lités.

Cependant, au bout de six mois, d'un an peut-être,
après avoir couru les plus grands dangers, avoir tra-
versé de nombreux périls, il peut arriver que le
pauvre blessé regagne un jour ses foyers, clopin-
clopant, avec une jambe plus ou moins solide, au
moins pour un temps, mais enfin ayant conservé sa
jambe qui vaudra mieux qu'une jambe de bois et
évité les éventualités d'une amputation.

Cette supposition est-elle donc si improbable ? Il
n'en est rien ; interrogez les médecins qui pratiquent
habituellement la chirurgie, ceux surtout qui, ayant
assisté aux désolants spectacles de la guerre, ont pu
observer beaucoup en peu de temps, ils vous diront
tous que ces faits ne sont point rares, et pour peu
qu'on ait vécu, ou connu un certain nombre de ces
débris glorieux échappés aux désastres des batailles,
il est rare de n'avoir pas soi-même à en citer des
exemples ; où est alors cette fameuse certitude de la
chirurgie ?

Puisque nous travaillons à répandre quelques
lumières sur ces questions où règnent tant de préjugés, parce qu'elles ne sont familières à personne,
nous allons nous servir de la supposition que nous
avons faite du troupier revenu avec sa jambe, parce

qu'il a refusé l'amputation, pour montrer combien les jugements des gens du monde sont fragiles en ces matières.

Admettons, pour un instant, que, sur les quatre ou cinq médecins opérateurs qui ont opiné dans la consultation, l'un d'eux eût ouvert l'avis que le membre devait être conservé ; on ne manquerait pas, dans le public, de lui attribuer un grand savoir, une perspicacité égale, un sens pratique, en un mot un coup d'œil médical très-remarquable! Ce qu'il y a pourtant de certain, c'est que l'on commettrait là une erreur très-grande et qu'il y a tout lieu de supposer que ce serait le moins avisé des membres de la consultation qui avait ouvert cet avis.

Ne perdons pas de vue, en effet, que, pour arriver à une cure semblable, on était obligé de s'engager dans des sentiers périlleux, d'accepter à l'avance des éventualités redoutables, toutes contraires à la probabilité du rétablissement par cette voie; que les chances mauvaises étaient en grande majorité contre le malade en cas de non amputation et qu'il devait bientôt succomber, soit à l'excès de la fièvre, soit aux désordres de la lésion et aux nombreux accidents futurs qui en seraient la suite, soit au manque de ressort, de résistance des forces naturelles. Si, dans les moyennes fournies par l'observation en pareil cas, les malades que l'on veut conserver non mutilés succombent dans la proportion de dix-neuf sur vingt, le conseil donné de conserver le membre n'était qu'une imprudence au premier chef, une hardiesse

blàmable et pleine de périls, et l'axiome si habituel,
si familier, par lequel on juge souvent les questions
épineuses — *post hoc propter hoc* — ne serait ici
qu'une nouvelle erreur et ne démontrerait qu'une
chose, c'est qu'en chirurgie, comme en médecine, la
nature réserve les mêmes surprises. Il est, par conséquent, dangereux de se laisser aller en ces matières
à son propre sentiment.

Mais il ne faut pas croire, qu'en chirurgie, les
difficultés et les causes d'erreur ou d'incertitude
soient épuisées dans le diagnostic et l'opportunité
d'agir ou de s'abstenir, il reste à cette partie de l'art
de guérir, exactement comme à celle qui s'occupe
des maladies internes, *le choix des moyens.*

C'est ici que, sous une autre forme, nous voyons
surgir ce que nous avons appelé les doctrines, les
écoles : faisons sentir notre raisonnement par un
autre exemple.

Voici une plaie, un ulcère chronique à la jambe,
cela est visible à nu, c'est de la chirurgie, paraît-il,
élémentaire ; que feront les chirurgiens? Les uns ap-
pliqueront des émollients, afin de modérer le travail
inflammatoire, ramollir et affaisser les bords indurés. Un autre emploiera d'emblée les moyens déter-
sifs qui purgeront la surface suppurante des humeurs
altérées qui la souillent et s'opposent à la cicatrisation. Un troisième fera usage des cathérétiques,
c'est-à-dire de certaines substances caustiques qui,
détruisant toutes les chairs fongueuses et de mauvaise nature, permettront à un bon bourgeonnement

de se faire. Un quatrième ne songera qu'à l'occlusion de l'ulcère par les moyens mécaniques, les bandes agglutinatives. Un cinquième se contentera de la compression méthodique circulaire et de charpie imbibée d'alcool. D'autres adopteront l'usage des pommades et des onguents; il y aurait bien encore une demi-douzaine de choix possibles à indiquer. Quel est le meilleur de ces moyens, celui qu'il convenait le mieux d'adopter? On consultera l'expérience, les principes, la statistique, puis on prononcera... pour le mieux, exactement comme en médecine interne : chacune de ces méthodes compte des partisans. Chacune d'elle est plus particulièrement applicable à telle nuance de l'ulcération, toutes proclament à bon droit des succès. La variété des traitements qui constitue, pour le vulgaire, autant de contradictions dans la science, n'en contient aucune, ces diverses méthodes prennent leur source dans les modifications relatives soit à la nature équivoque de la maladie, soit dans la constitution du malade... Toujours comme en médecine proprement dite et prouvent la richesse de ses ressources.

Puis, dans les opérations, que de méthodes diverses imaginées! Quelle variété de procédés sujets à controverse! Tout, jusqu'à la forme des instruments dont quelques-uns, modifiés par les auteurs, offrent une infinie variété plus ou moins recommandées par leur inventeur, tout, disons-nous, introduit dans cette partie de l'art qu'on nomme la

chirurgie, comme dans la science en général, cette
sorte d'instabilité pratique qu'on reproche à la médecine.

Mais ce qu'il y a heureusement de certain, dans
l'une et l'autre de ces deux branches des sciences
médicales, c'est que ces diverses manières de voir,
particulières à chaque praticien, ces procédés multiples, tendent tous à la guérison, et prouvent une
fois de plus la richesse des moyens de curation et la
diversité des intelligences ; chacun peut pratiquer
avec sa manière de voir sans que cela prouve,
comme on en a accusé quelquefois la médecine, contre la stabilité des préceptes. Sans doute, il doit y
avoir dans chaque cas particulier un mieux absolu
à isoler de toutes ces méthodes, c'est là qu'arrive,
peut-être, le médecin véritablement sagace, doué
d'un grand esprit d'observation, d'un tact exquis,
d'un coup d'œil magistral qui voit au fond des plus
grandes obscurités et y découvre des choses que
d'autres ne sauraient même apercevoir, en un mot
à cette célébrité médicale reconnue, à cette supériorité incontestée à laquelle le monde médecin,
comme celui des malades, se plait à rendre hommage.

Les quelques appréciations auxquelles nous nous
sommes livrés auront suffi, je l'espère, à faire la
preuve de ma proposition, à savoir, que la chirurgie
n'a pas plus de certitude que la médecine ; que,
comme pour cette dernière, les difficultés et les erreurs possibles surgissent dans chaque cas particu-

lier de causes semblables. Me serait-il permis, dès
lors, de penser que, puisque la chirurgie apparaît à
tous comme une branche positive de l'art de guérir,
on sera, par cela même, conduit à accorder à la médecine interne la même précision et conséquemment
la même confiance? N'avons-nous pas démontré,
en effet, que la médecine, proprement dite, possède,
pour le diagnostic des maladies, des moyens d'investigation au moins aussi positifs — et dans notre
conviction, nous avons dit plus exacts — que ceux
qui appartiennent à la chirurgie.

Quant au traitement, c'est-à-dire au choix des
moyens, soit en vue des théories ou des doctrines,
soit en eux-mêmes, nous avons vu qu'il n'offrait pas
moins de variabilité en chirurgie qu'en médecine.

J'ai dit plus haut que l'une et l'autre de ces deux
parties des sciences médicales entraînaient après
elles des causes d'erreurs, il est évident que je n'ai
point entendu parler d'erreurs populaires, mais bien
de celles que peut commettre le praticien lui-même.
Que l'on sache bien que ces erreurs sont rarement
très-préjudiciables aux malades, car, dans les questions où règne l'incertitude, le médecin se soumet
à la prudence et la prend pour guide. Mais, enfin,
quand il y a erreur, elle est bien plus préjudieiable en
chirurgie, car là elle est souvent irréparable. Quand
une erreur de quelque importance vient à se dévoiler, soit au chirurgien après une opération qui pouvait être évitée, soit au médecin par le cours ulté-
rieur d'une maladie, comprendra-t-on jamais les

regrets poignants qui viennent l'assaillir! Ne relevant, dans l'exercice de son ministère, que de Dieu et de sa conscience, combien ne va-t-il pas être sévère pour lui-même dans l'examen auquel il va se livrer, sur la part de responsabilité qui lui incombe dans ce cas!

Quand on songe que chaque circonstance grave peut devenir pour le médecin une occasion de pareilles anxiétés, de poignants regrets, on comprend mieux les cruelles perplexités, les préoccupations incessantes qui l'assiégent à chaque pas dans le cours de son ministère. Nul ne sait le nombre de mauvais jours et de nuits sans sommeil qui sont réservés au médecin qui sent bien le poids de cette responsabilité. Si le public en était bien pénétré, il comprendrait mieux les sentiments de gratitude que l'on doit à celui qui, non-seulement met à la disposition des familles les bienfaits de lumières chèrement et péniblement acquises, mais encore toutes les douleurs qui peuvent agiter son cœur, dans les situations graves, au milieu des incertitudes créées, soit par la nature du mal pendant une opération, soit pendant le cours d'une affection insidieuse, compliquée, obscure, agitant le problème d'autant plus terrible à résoudre qu'il contient ou la vie, ou la mort.

CHAPITRE IV.

Des doctrines médicales.

Ce travail étant destiné à éclairer le public sur les erreurs qu'il commet dans les choses de la médecine en général, comme dans les cas particuliers, il nous a paru nécessaire de donner ici une idée de ce que l'on nomme, en médecine, *les doctrines*, afin que les lecteurs puissent porter un jugement juste sur les appréciations que nous serons appelé à faire de quelques-unes d'entre elles qui, sous l'aspect séduisant de théories rationnelles et même absolues, sollicitent une confiance sans bornes des personnes étrangères à l'art.

La prétention de la plupart des novateurs est sans limites. Tous vous disent hardiment : « Le passé ne contient rien, oubliez tout. » Se substituant à la science entière des siècles, ils font table rase de tout ce qui fut l'admiration et mérita le respect des plus grands génies, répétant avec une effronterie qui de-

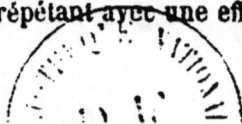

rait suffire à les dévoiler : « Moi seul, je suis la vérité ! »

Ce n'est pas que, dans la vraie science elle-même, on ne trouve, de temps en temps, des théories nouvelles qui prétendent beaucoup trop et oublient que ce qui s'applique à l'étude des individualités, à l'état sain comme à l'état morbide, ne saurait jamais être contenu dans une théorie ou un système. La méthode seule peut se flatter d'être d'une utilité incontestable dans le domaine d'un enseignement dont les éléments sont incessamment variables.

Ainsi, dans les temps modernes, Broussais, repoussant toutes les observations des anciens, accusant les classificateurs de rêveurs, d'ontologistes, de métaphysiciens, imposait pendant longtemps, avec l'autorité d'un immense talent, la médecine *physiologique* aux écoles de son temps. Réduisant les actions morbides à des lésions substantielles, ces actions produisant, dans tous les cas, une excitation vitale au point de contact, il n'y eut bientôt plus que des maladies locales et, pour agents coërcitifs, que les évacuations sanguines, les émollients, l'hygiène. Je fais cette citation parce que chacun peut se rappeler encore de la vogue qu'eut cette doctrine et parce qu'elle est un exemple très-remarquable de la puissance que peut acquérir une théorie qui trouve, dans le public, un auxiliaire trop complaisant.

A diverses époques, le même engouement a existé pour d'autres conceptions, et particulièrement pour le système de *Brown*, qui était l'inverse de celui de

Broussais et qui supposait, dans chaque action morbide, un effet dépressif. En remontant les âges, on voit successivement l'*animisme*, le *vitalisme*, l'*humorisme*, le *méthodisme*, le *dogmatisme*, etc., etc., se disputer l'empire de la certitude.

Nous avons montré, dans le chapitre premier, combien, en définitive, toutes ces théories, ces systèmes, ces doctrines avaient peu d'action sur le médecin praticien et ses déterminations thérapeutiques au lit du malade. C'est que, là, toutes ces spéculations de l'esprit, plus ou moins utiles à l'explication des phénomènes qu'elles ont la prétention de résumer, de *synthétiser* plus exactement, ne suffisent plus à ce devoir de guérir le malade, but suprême, en définitive, de tous nos efforts. C'est que, là, l'expérience impose des moyens de traitement souvent héroïques, dont l'action se refuse à entrer dans les cadres déjà tracés par la doctrine, ou même à toute explication possible. Ainsi un praticien arrive près d'un fiévreux qui, sous le vent du marais près duquel il habite, tremble périodiquement ; qu'il soit *humoriste* ou *solidiste*, broussaisiste ou browniste, il donne de la quinine et il est assuré de rétablir son malade en peu de jours.

Toutefois, on peut réduire toutes ces doctrines à deux grandes divisions qui suffisent aux personnes du monde, pour lesquelles nous ne pouvons dissiper toutes les obscurités de notre sujet, et donner une idée suffisante des choses que nous traitons et dont nous voudrions dégager quelques conseils vraiment pratiques. D'une part, les dogmatistes,

c'est-à-dire toutes les sectes, toutes les écoles qui
voulurent introduire le raisonnement et certains
principes arrêtés pour déterminer la nature et le
traitement des maladies, admettant tous les moyens
d'investigation, tels que l'étude physiologique des
organes, les autopsies, les recherches anatomiques,
en un mot mettant en œuvre tous les matériaux
que l'intelligence peut suggérer. D'autre part, les
empiriques, c'est-à-dire ceux qui, ne s'en rapportant
qu'aux faits simples d'observation, à l'expérience
portant sur l'administration de remèdes sûrs et
éprouvés, regardent comme prétention difficile à
justifier celle de remonter aux causes cachées, et
pour eux, regardées comme toujours occultes, des
maladies.

Ces deux écoles bien distinctes le furent surtout
dans l'antiquité où l'une et l'autre devinrent exclusives, pendant que de véhémentes disputes, fort à la
mode dans les écoles de cette époque, s'opposaient au
moindre rapprochement. La méthode expérimentale
agissant à son tour sur les uns et les autres, on se
fit de mutuelles concessions, et l'on comprit que la
vérité n'était pas, comme les esprits, tout-à-fait ex-
clusive.

Aujourd'hui donc, on trouve beaucoup de médecins qui, sans négliger absolument la recherche
sur la nature des causes, accordent une plus grande
part de confiance à l'observation et à la connaissance des effets des médicaments. C'est ce que l'on
a nommé l'empirisme raisonné. Il y a donc des mé-

decins empiriques, mais ici le public ne doit pas
confondre; on peut dire d'un médecin qu'il est partisan de l'empirisme sans que cette appréciation soit
une agression contre son honorabilité et ses lumières;
le médecin qui pratique l'empirisme médical n'a rien
de commun avec ce que l'on a appelé de tout temps
et ce que l'on désigne encore sous le nom d'*empiriques,* espèce de gens ignares et obscurs, dépourvus
de tout savoir, procédant, auprès des malades qu'ils
exploitent, à l'aide de certaines formules ou recettes
dont ils possèdent un catalogue informe, et qu'ils
appliquent au traitement des maladies avec une profonde ignorance de l'opportunité : par conséquent,
d'une manière dangereuse.

Ces quelques lignes d'explications familières sur
ce qu'on entend par théorie, doctrine, école en
médecine, suffiront pour nous aider à comprendre les
conseils que nous formulerons, à l'occasion du choix
qu'on est appelé à faire soi-même, dans certaines
circonstances.

Une des dernières doctrines qui ait vu le jour, la
plus étonnante par certain côté, ne se rattachant,
par les préceptes curatifs, à aucune secte connue
jusqu'à présent, a surgi, il y a une quarantaine d'années, du pays des cerveaux abstraits par excellence,
de cette Allemagne qui a subtilisé la philosophie,
et sublimé la métaphysique jusqu'à l'insaisissable,
dans un langage tellement nuageux et alambiqué
que peu de personnes le comprennent; difficulté
qui s'étend, dit-on, quelquefois, à ceux-là même qui

s'en servent avec le plus d'éclat : oui, c'est dans la
patrie d'Hégel que cette école a pris naissance, c'est
Haahnemann qui en est le père, ce système est
l'homœopathie. L'hippocratisme combattait les maux
par leur contraire, opposant le chaud au froid, les
calmants aux excitations, les toniques aux faibles-
ses, les sédatifs à la fièvre; la nouvelle doctrine a
retourné la thèse et a dit : il faut combattre les maladies par les semblables, le froid par le froid, le chaud
par le chaud, la fièvre par les moyens qui la provoquent. De là son nom homœopathie qui, dans ses ra-
cines grecques, signifie *maladie semblable*. On avait
toujours professé, en médecine, cet axiome : *contra-
ria contrariis curantur;* cette nouvelle école dit :
similia similibus curantur. Sur ce terrain, on
comprend qu'au contraire de toutes les autres doctrines médicales, la conciliation est impossible! C'est
une doctrine étrange, dont l'excentricité blesse instinctivement tout ce que les âges ont contenu de
science et de bon sens. Nous verrons, au point de
vue thérapeutique, des étrangetés non moins grandes, dignes en tout des préceptes de la thérapeutique enseignés par ces novateurs.

La première affirmation de la thérapeutique de
cette école, celle sur laquelle repose tout le système,
est celle-ci : toute matière, tout médicament pris,
ingéré dans l'estomac, pendant l'état de santé, y
produit, ou spontanément ou avec le temps, un effet
qui se généralise en donnant lieu à des symptômes
quelconques. Or, c'est à bien observer ces signes

que doit s'appliquer le médecin, *car* tout médicament guérit, pendant l'état maladif, la maladie qu'il produit à l'état de santé. Ainsi toute substance qui, en santé, produit la fièvre, guérit de la fièvre ; tout médicament qui produit le mal de gorge guérit ce mal ; tout agent qui enchaîne les forces guérit la faiblesse ; la drogue qui fait vomir en santé guérit le vomissement morbide, etc., etc.

Nous ne parlons ici que des choses dont la bizarrerie est accessible à tout le monde ; notre intention n'est pas d'écrire un article de critique sur cette doctrine paradoxale, ni de nous lancer dans l'examen purement médical de ses axiomes pour en démontrer la faiblesse et les illusions. Ce ne serait point ici le lieu, je me suis efforcé, autant que possible, d'exclure le langage médical de ce livre, qui pourtant ne s'occupe que des choses de la médecine ; je ne me départirai pas de cette règle à l'occasion de l'homæopathie.

Je ne m'attarderai même pas à démontrer que si, dans le mode de révélation de quelques agents médicamenteux, quelques-uns se comportent de manière à sembler donner raison à de pareilles assertions, cela ne se produit que dans quelques cas tout-à-fait particuliers, constituant une exception à la règle générale qui en est l'antipode. Chacun sait que l'on guérit l'insomnie morbide avec les soporifiques, l'opium et ses dérivés, et l'on sait de même que l'opium fait dormir en santé ; pour qu'il pût prétendre à l'honneur de se plier à l'interprétation homœo-

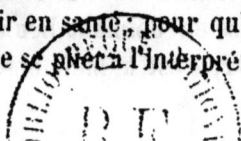

pathique, il faudrait que cette substance qui fait dormir en santé guérît de la torpeur maladive ! Les purgatifs dévoient le ventre en santé, et ne font pas moins en maladie ; les diurétiques augmentent les sécrétions du rein et produisent le même effet en maladie. Il faudrait, au contraire, qu'ils s'y opposassent, quand la maladie consiste justement dans un excès de cette sécrétion, comme dans le diabète par exemple. Les boissons fermentées produisent l'excitation chez l'homme bien portant et seraient, m'est avis, très-peu propres à guérir l'ivresse ou la folie alcoolique. Nous n'en finirions pas sur ce chapitre, chacun pourra le prolonger par mille objections.

Mais, nous l'avons dit, notre intention n'est pas de combattre la doctrine homœopathique en elle-même, ce sont là des thèses purement théoriques, cette discussion ne saurait prendre place ici, soit parce qu'elle ne pourrait être suivie avec utilité par les personnes étrangères à l'art, soit parce que, en somme, elle ouvrirait des horizons discutables de part et d'autre. Notons seulement que cette école adopte les idées de l'empirisme pur et rejette la recherche des causes et leur nature.

Mais nous voulons démontrer l'inanité du système étrange qu'on a nommé la doctrine homœopathique, dans ce qu'elle a de saisissable et d'incontestable, même au tribunal de tout le monde, à celui du bon sens le plus vulgaire. Pour cela, nous n'avons qu'à jeter un coup d'œil sur sa matière médicale, c'est-à-dire les agents dont elle se sert pour combattre les maladies et la forme sous laquelle elle les administre. Nous sommes convaincu que cela suffira pour ouvrir les yeux des personnes qui souvent, il est vrai, en désespoir de cause, se tournent vers cette nouvelle inconnue pour lui demander ce qu'elle ne peut, hélas ! leur donner... Si ce n'est quelques espérances, quelques illusions, comme celles que produisent toujours les nouveautés les moins acceptables.

Dans les idées d'Haahnemann, l'auteur de l'homœopathie, toute la thérapeutique, en d'autres termes, tout traitement doit consister en une médecine de réaction. Mais, comme le médicament à employer doit toujours être celui qui produit à l'état sain la maladie qu'on aura à combattre, il en conclut, par des raisonnements théoriques, inutiles ici, qu'il faut agir par des doses *infiniment* faibles. On conçoit facilement, en effet, que la théorie perdrait pied complétement si l'auteur conseillait la médecine d'action, de coërcition comme nous la pratiquons ordinairement, nous qui opposons le chaud au froid, l'onctueux à l'aride, le sédatif à l'excitant, à l'aide de doses élevées, autant que cela semble nécessaire, et accrues en proportion de l'acuité. On conçoit, en effet, la perturbation que pourrait produire l'administration de médicaments réactionnels! c'est-à-dire ceux qui produisent, dans l'état de santé, l'état que l'on veut combattre dans la maladie. Les organes, on le sent, en devraient être immédiatement révoltés, et il n'eût pas été facile de plier le malade à une thérapeutique aussi incendiaire. Mais, ne craignez rien, les doses ne pourront faire aucun mal. Nous allons bien le voir.

On donnera donc, d'après les préceptes homœopathiques, les médicaments à doses infiniment petites.
Pour cela, on va établir quelques préceptes nébuleux
comme celui-ci : « La matière est divisible à l'infini »
et, comme l'axiome n'est pas contestable métaphysi-
quement, on en tirera la conséquence absurde qu'il
y a présence certaine dans la division infinie. Quant
à la nature des remèdes, toute substance peut être
médicament, les plus inertes comme le navet, la ré-
glisse, la moutarde, le sel de cuisine peuvent acquérir une puissance très-grande par la *division,* et plus
cette division sera portée à l'infini, plus l'action médicamenteuse sera puissante! Dans le style pharmaceutique propre à cette école où tout est nouveau,
plus une substance est diluée, plus elle constituera un
médicament actif. C'est donc à la dilution qu'il faut,
avant tout, soumettre tout médicament destiné à la
pharmacie lilliputienne de l'homœopathie.

Qu'est-ce que l'on entend par dilution? C'est une
opération mécanique qui consiste à diviser à l'infini,
à l'aide de moyens particuliers et en répétant l'opération un grand nombre de fois, une substance quelconque, solide ou liquide, en voici deux exemples :

Pour diluer un grain de moutarde — tout le monde
en connaît la grosseur — vous commencerez par le
réduire en poudre impalpable. Cela fait, vous le tri-
turerez pendant deux heures avec vingt fois son poids
de matière inerte, soit de la fécule de pomme de terre.
Cette opération terminée, vous prenez le vingtième
de cette poudre et vous le triturez pendant deux

heures au moins avec vingt fois son poids de fécule,
puis vous recommencez la même opération, prenant
toujours un vingtième pour incorporer à vingt fois
son poids de fécule, et ainsi de suite. Chaque opération s'appelle une dilution. Or, il n'y a pas de bon
médicament homœopathique qui ne soit élevé au mi-
nimum à la 40e dilution !...

Pour les choses liquides ou solubles, vous prenez,
par exemple, un grain d'extrait d'aconit, vous le dis-
solvez dans vingt fois son poids d'eau et l'agitez pendant deux heures ; puis vous reprenez une goutte de
cette solution, vous l'incorporez à vingt fois son poids
de liquide et agitez pendant deux heures au moins,
vous reprenez alors une goutte de ce nouveau liquide
et l'ajoutez à vingt fois son poids d'eau, vous agitez
de même et vous continuez ainsi jusqu'à la 30e ou
40e dilution !

Calculez maintenant le nombre de sacs de fécule
de pommes de terre qu'il vous aurait fallu si, d'emblée, vous eussiez voulu, par mélange direct, obtenir
le grain de moutarde à l'état de 40e dilution? La fécule de France et Navarre n'y eût point suffi. Calculez de même quelle quantité de liquide il vous eût
fallu pour opérer par la voie humide? Toutes les
sources connues n'y suffiraient pas pendant une heure
d'écoulement! Puis demandez-vous si, malgré la divisibilité de la matière à l'infini, il reste trace de
votre médicament dans votre 40e dilution!

Eh bien, la 40e dilution, c'est peu, et pourtant qu'on
en soit bien persuadé, nous écrivons sérieusement ;

de même que, dans tous les systèmes philosophiques
ou scientifiques, certaines adeptes vont au delà de
l'enseignement du maître, en le poussant à ses ultimes conséquences, de même on voit, parmi les médecins qui se font les interprètes de cette thérapeutique, des *zeladores* qui poussent leur dilution bien
au delà. Ainsi un des leurs, Jenickens, multiplie la
division jusqu'à la dix-millième dilution !!!! C'est-à-
dire que le médicament, représenté primitivement par
un grain, se retrouve dans la préparation homœopathique à la dose d'une fraction décimale de grains
précédée de vingt zéros !!

M. Babinet, de l'Institut — un grand calculateur
comme chacun sait — a bien voulu se donner la peine
de rechercher qu'elle serait la masse d'eau nécessaire
pour élever, à cet état de division et d'emblée, un
grain de substance active. Il a trouvé que cette masse
de liquide constituerait un cube d'eau, dont un des
côtés serait représenté par la distance qui sépare la
terre du soleil !

Ne voulant combattre les absurdités de ce système
que par l'évidence, nous ne rechercherons pas la
faiblesse ou l'inanité de ses axiomes. S'il est raisonnable de supposer, par exemple, que l'on doit détruire une maladie en produisant un état similaire ;
que le symptôme suffit aux indications sans rechercher les causes, ce serait de la controverse ; nous
irons plus loin et, si l'on veut, nous pourrions concé-
der que toutes ces originales conceptions sur la pathologie générale et l'action dynamique des médica-

ments fussent prouvées, cela n'enlèverait rien à
notre démonstration contre l'action possible d'agents
médicamenteux amenés à cet état de division.

On nous accordera bien que, dans aucun cas, les
procédés scientifiques n'autorisent personne à se jeter
dans le monde imaginaire. Pour la médecine en particulier, il faut de toute nécessité, pour avoir droit à
l'attention, se placer dans une situation scientifique
réelle, positive. Or, nous venons d'indiquer le frac-
tionnement des médicaments dits homœopathiques, et
nous demandons à tout être doné de simple bon sens
s'il reste là quelque chose d'une substance quelconque
capable d'agir sur un organisme? Est-il permis de
partir de l'idée métaphysique sur la divisibilité de la
matière à l'infini, pour l'affirmer dans ce monde de
la réalité? Non, évidemment.

Que répondent à cela les sectaires? Le voici, c'est
le grand argument, ils disent : « Est-il vrai, oui ou
non, qu'avec les globules infinitésimaux nous obte-
nons des cures chez un certain nombre de malades?
Et, si cela est incontestable, ce fait seul contient la
preuve que toute votre argumentation ne saurait nous
atteindre! » Mais depuis quand la cure d'une maladie a-t-elle fait la preuve de l'action évidente du médicament? Est-ce que, dans une foule de cas, la nature
ne se charge pas elle-même de la cure, non-seulement sans médicament, mais souvent *malgré* les médicaments plus ou moins incendiaires de quelque
empirique; et cette objection peut-elle prévaloir contre l'affirmation qu'un agent médicamenteux amené

à l'état de diffusion impondérable ne saurait avoir une action dynamique sur les corps?

Voyons, soyons pratiques, divisez, je le veux bien, divisez même beaucoup, je ne veux pas discuter le discutable ; mais, quand votre état de division ne me permettra plus, à l'aide des procédés physiques ou chimiques les plus puissants, de constater la moindre trace de l'agent que vous prétendez faire agir ; quand, à l'aide du microscope solaire et des procédés de polarisation qui nous permettent d'affirmer, dans mille grammes d'eau, la présence d'un millième de centigramme de substance en dissolution, je n'aurai rien pu découvrir, je serai en droit d'affirmer qu'il n'y a pas trace de substance médicamenteuse et que toutes vos cures sont du domaine de l'imagination pure.

En résumé : « *Divisibilité réelle indéfinie* de la matière ; *action médicatrice indépendante* de la quantité ; *accroissement* de cette action, en raison directe et *indéfinie* de sa division. » Voilà le terrain sur lequel on peut hardiment se placer, pour dire à l'homœopathie, vous n'êtes et vous ne serez jamais qu'un rêve, et l'on pourra vous qualifier, par cette boutade de Scarron, reproduite par notre confrère Fraivre (1) :

> L'ombre d'un cocher
> Qui, de l'ombre d'une brosse,
> Frottait l'ombre d'un carrosse.

(1. *Lyon médical*, n° 13. 14, 15; 1869.

Si l'on a bien saisi ce qui précède, on aura vu que nous avons mis le plus grand soin à nous écarter de toute discussion de doctrine, même du fameux axiome fondamental : « Les maladies guérissent par les semblables. » Nous n'avons rien abordé de ce qui, à la rigueur, serait discutable, nous avons porté notre examen sur un terrain de certitude commune, où le simple bon sens a le même droit à affirmer que la science. Nous avons exposé le traitement et la préparation des doses infiniment petites, par lesquelles repose, dit-on, l'action prétendue homœopathique du remède : *nous avons simplement montré qu'il n'y en a plus* et que ce n'est que par un travail d'imagination qu'on peut y en supposer. C'est là ce qui nous permet, sans crainte de pouvoir nous égarer, de dire à nos lecteurs : « Ne croyez pas à la puissance *réelle* de cette utopie. » C'est le cri de notre conscience !

Mais, si vous avez affaire, au contraire, à quelque maladie chronique ou incurable, chez ceux qui vous sont chers, alors que la médecine, devenue impuissante à les soulager, laisse leurs aspirations naturellement impatientes tourner vers l'homœopathie ; ou, si même vous avez affaire à un de ces esprits chagrins et pusillanimes qui rêvent chaque jour une menace nouvelle de la part de leur organisme ; à un de ces pauvres hypocondriaques qui ont longtemps et vainement demandé à la médecine la guérison de leurs maux ; alors je vous dirai : ne résistez pas au désir de vos malades, laissez les se rassurer un instant par

l'emploi de cette pratique nouvelle ; la confiance ra-
nimera leur espoir, le retour de l'espérance réagira
sur le moral et, de là, sur le physique. Il se peut que,
pendant un certain temps, votre malade en soit sou-
lagé ; dans tous les cas, il y aura puisé une occasion
de consolation momentanée. Vous pourrez agir ainsi,
avec d'autant plus de sécurité que, si la médecine
homœopathique est impuissante à guérir, par contre,
elle n'offre aucune espèce de danger, puisque ses
médicaments ne peuvent agir que sur l'imagination.

J'en veux donner un exemple qui a eu de bien
nombreux témoins. C'était en 1831 : l'Académie,
à cette époque, conséquente avec ses précédents
qui la conduisent à examiner toutes les prétentions
qui s'élèvent, parussent-elles même absurdes, si
elles sont honorablement affirmées, avait mis à l'é-
tude les doctrines d'Haahnemann. Elle avait confié
le soin de cette étude à une commission qui est
restée en exercice pendant bien des années. Récamier, un grand clinicien, professeur à l'Hôtel-Dieu,
nous dit un jour qu'il allait expérimenter les globules homœopathiques, que nous, élèves, nous aurions à tenir des cahiers très-exacts d'observation
dans le service. Le moindre symptôme devait être
soigneusement et minutieusement indiqué, car c'est
sur le symptôme que s'établit le traitement dans la
nouvelle école.

On ne peut, sans sourire, voir les mille détails
dans lesquels entre le médecin homœopathe quand
il interroge un malade avec cette gravité qui lui est

particulière. Il n'est pas de sensation, d'épiphénomène, de signe fugitif qui ne soit l'objet de questions réitérées : « Quel a été votre sommeil? combien d'heures et de fractions d'heure a-t-il duré? aviez-vous conscience de votre position? combien y a-t-il eu de réveils? combien de temps êtes-vous resté éveillé entre chaque somme? avez-vous eu des rêves, de quelle nature étaient-ils?.. Quand votre douleur s'est reproduite, de quelle sensation était-elle accompagnée? était-elle tensive, pongitive, gravative, pulsative, corrosive, lancinante, dilacérante, pertérébrante, brûlante, contusive?... j'en passe...» De plus on instruit le malade qu'il doit être continuellement à observer ses plus fugitives sensations et à en rendre un compte minutieux, exact, car le traitement s'institue sur ces renseignements. On comprend, dès ce moment, toute la préoccupation de malades ainsi avertis et se croyant sous le coup de l'action d'une médication étrange autant que nouvelle! Chacun de nos malades fut donc consciencieusement préparé à la grande expérience qui s'entreprenait.

Afin que les observations continssent minutieusement tous les renseignements qu'allaient fournir les malades sur leurs propres sensations, il fut décidé dans le service que chaque élève ne serait chargé que de deux malades que l'on visiterait trois fois par jour.

Les malades désignés furent pris parmi ceux chez qui un atermoiement de traitement pouvait paraître

indifférent. Ce furent trois ou quatre phthisiques,
piliers d'hôpital comme on dit, trois chlorotiques,
deux ou trois rhumatismes chroniques, quelques affections dyspepsiques, etc.

Le terrain étant ainsi disposé, on commença, sur
les prescriptions du maître, l'administration des
globules lilliputiens homœopathiques. Dès le premier jour, des phénomènes nombreux se produisi-
rent : de l'agitation, de l'insomnie, des sueurs plus
copieuses chez nos .phthisiques, de la fièvre chez
d'autres; une de nos chlorotiques avec suppression
de la voix depuis quelques temps la recouvre dès le
troisième jour...

Au bout de quinze jours nos cahiers étaient remplis de détails plus ou moins inattendus concernant
nos malades. Ce jour-là, notre vénéré maître re-
cueillit les matériaux et, passant à l'amphithéâtre,
nous annonça une leçon sur le sujet à l'étude ; l'auditoire était nombreux, la curiosité surexcitée, l'attention générale.

· Récamier nous tint pendant une heure sous le
charme de sa brillante parole. Emus par la nouveauté du sujet, étonnés à l'excès de tous les symptômes imprévus, de toutes les sensations éprouvées
par les malades et de l'amélioration que quelques-
uns d'entre eux signalaient dans leur état. En terminant sa leçon, notre professeur examinait l'influence de l'imagination sur nos sensations en
général et sur les malades en particulier ; ce fut à
ce moment qu'il nous déclara que l'expérience qui

venait de se tenter n'avait pas d'autre but, et que les globules que nous avions administrés aux malades n'étaient que de la mie de pain frais roulée par lui et Mme Récamier depuis quelque temps, au moment de leur dessert.

Personne n'étant dans le secret et la curiosité venant d'être excitée fortement par les détails inattendus des effets produits, le désappointement fut piquant... mais l'hilarité qui y succéda fut bruyante et universelle.

La doctrine homœopathique tombera, non-seulement parce qu'elle manque *absolument* de base en thérapeutique, mais aussi parce que son système en pathologie générale ne s'appuie que sur quelques faits exceptionnels : elle aura le sort de toutes les vues systématiques et exclusives dans les sciences d'observation comme en médecine. En effet, toutes les doctrines qui ont voulu être absolues en médecine ont eu le même sort et auront toujours la même fin. C'est que la complexité de cette science ne saurait comporter un cadre inflexible ni jamais être contenue dans une formule unique.

S'ensuit-il que les systématiques soient des hommes inutiles aux progrès des sciences ? Gardons-nous de le croire. En médecine comme dans toutes les sciences naturelles, il y a et il y aura toujours deux sortes d'intelligences appliquées à l'étude et agissant d'une manière différente. Certains hommes hardis, laborieux, intrépides, fatigués du chemin parcouru par suite de la monotonie des explora-

tions, chercheront des routes nouvelles ; leur esprit
s'élancera dans la voie des découvertes, ils quitte-
ront les sentiers battus et fouillés, ils s'armeront de
toutes pièces pour aller attaquer, dans d'autres directions, des terrains inconnus : pionniers infatiga-
bles, on les verra, le pic à la main, entamer coura-
geusement le tuf de la science. Ils amasseront des
matériaux neufs avec lesquels ils voudront à leur
tour élever un monument immortel qui témoigne,
dans les siècles, de leur génie. Les contradictions
ne feront qu'exciter leur zèle. Le besoin de défendre pied à pied le sol conquis les obligera à trouver
de nouveaux arguments pour les opposer aux attaques incessantes des écoles rivales ; à force de travail, de réflexions, de controverses, ils légueront en
définitive à la science quelques vérités utiles, épar-
ses çà et là, au milieu des ruines que le temps aura
faites de l'édifice qu'ils avaient cru inattaquable.

C'est alors que ceux que nous nommerons les mé-
thodistes, les vrais praticiens, viendront modeste-
ment fouiller ces débris pour recueillir les parcelles
précieuses enfouies et perdues dans cette masse de
décombres. Puis à leur tour, patiemment et sans
danger, travailleurs plus obscurs et non moins utiles, ils recueilleront sagement et avec prévoyance,
comme l'industrieuse abeille, les miettes les plus infimes pour en pétrir le pain substantiel dont se
nourrit la vraie science pratique. Les grands génies
les dédaigneront un peu, ils les flétriront par l'épi-
thète d'éclectiques, ils leur reprocheront de n'avoir

point de drapeau, d'être une obscure phalange...
Mais ces derniers pourront toujours leur répondre
par ce mot de nos paysans, si plein de bon sens :
« Dans un champ, ce ne sont pas les épis les plus
pleins qui lèvent le plus la tête. »

N'oublions pas que nous ne faisons ici ni de la
science ni de la philosophie, que ce modeste travail
n'est entrepris que dans l'intérêt de la santé publique. En voilà donc assez sur cette matière pour
donner un aperçu utile de la question dans les
choses médicales qui s'y rapportent.

L'enseignement qui s'en dégage naturellement est
celui-ci : c'est que si les savants qui créent des systèmes, qui formulent de grandes synthèses avec la
prétention de les appliquer à tous les faits particuliers sont, dans la mesure que nous avons appré-
ciée, utiles au progrès de la science, il n'y a que les
éclectiques qui la constituent véritablement dans ce
qu'elle a en définitive de plus utile, la pratique.

Donc, le médecin qui aura le plus de droits à
votre confiance, celui qui la méritera le mieux, ce
doit être le praticien attentif et laborieux, dégagé
du joug de tout système, de toute doctrine exclu-
sive.

Vous vous méfierez également de celui qui saigne
toujours ses malades et de celui qui ne le fait jamais, de celui qui purge toujours et de celui qui
proscrit invariablement ce moyen, de celui qui met
du quina partout aussi bien que de celui qui l'exclut
de la thérapeutique. Vous n'oublierez pas que, si le

9

mal est *un*, l'homme est *divers*, et que tout système, toute médecine absolue, est une chimère qui
ne suffira jamais à une pratique vraiment utile et
féconde en bons résultats.

CHAPITRE V.

Des livres de médecine.

Il est des personnes, dans le monde, qui possèdent une certaine instruction, qui croient à la science médicale, mais trouvent plus commode de se passer de médecin et de se traiter elles-mêmes. Comme, cependant, ces personnes ne peuvent pas se rendre aux cours de l'Ecole de médecine et surtout y passer cinq ou six ans à écouter les professeurs, elles cherchent ce qui, pour elles, doit y suppléer; elles achètent des livres.

Et comme aussi, d'autre part, cette classe de lecteurs est bien connue des médecins, il y en a qui spéculent sur leur ignorance et qui leur brochent des traités de médecine usuelle. Ces vulgarisateurs font un travail qui ne présente qu'une difficulté, c'est que, pour écrire leurs livres, il faut un solide poignet; il s'agit, en effet, de faire entrer la matière de deux à trois cents volumes dans le cadre d'un in-octavo quelconque; c'est une œuvre qui

s'accomplit par la violence et à coups de poings. Il
y a des médecins qui font des spéculations très-
fructueuses avec des traités de ce genre ; ils lan-
cent cela, comme d'autres le font pour les médicaments merveilleux, sur l'aile de la réclame, et bientôt
on voit, dans beaucoup de familles, le livre nouveau
s'aligner dans la petite bibliothèque, à côté de L'Al-
manach prophétique, de la Magie blanche et de la
Cuisinière bourgeoise.

Pour ces livres comme pour tous les orviétans
prônés par la publicité, le succès est certain : la
crédulité n'a jamais tenu contre l'annonce réitérée
qui vient chaque jour, soit dans votre journal, soit
dans un prospectus quotidien, vous vanter une chose
quelconque. La puissance de l'affiche et de l'annonce est aujourd'hui une force connue dont les
folliculaires calculent la portée avec une précision
mathématique. Elle croît dans une proportion in-
variable, plus vous dépensez en annonces, plus les
bénéfices vont croissant. Avec dix mille francs on
en gagne cent mille ; avec cent mille francs on
gagne un million ; malgré la prétention à l'esprit
et même au bon sens du vieux proverbe gaulois :
A bon vinaigre pas d'enseigne, le génie a répondu : « Il reste encore assez de naïveté sur cette
« terre, c'est une mine dont on ne savait pas la
« puissance, à moi ce tréfonds... Je me charge de
« votre fortune ; que voulez-vous placer ? du ra-
« cahout des Arabes ? — de la fécule au cacao ? —
« Plus de maux d'estomac,... racahout des Arabes !

« est-ce que les Arabes ont mal à l'estomac ? *(sic.)*
« Un million pendant les dix premières années.
« Auriez-vous de la farine de lentilles et de pois ?
« mêlez-moi ça, je me charge du reste ? Révales-
« cière du Barry, plus de médecine, plus de méde-
« cins !! un ou deux millions par an. Avez-vous
« découvert un microphyte quelque part dans une
« humeur ? Supposez-en dans tous les coins ; c'est
« nouveau... Aimez-vous la muscade ? on en a mis
« partout... Lancez-moi le camphre dans un bon gros
« bouquin.. à l'eau sédative ; avec ça, habituez-vous
« à l'exercice du carrosse, car bientôt vous aurez
« deux chevaux. Plus d'humeur !! Vomi-purga :
« vomi-purga : Leroy !!! deux millions par an. Plus
« de goutteux !! traitement Bonjean, traitement La-
« ville, vin, teinture, mixture, liniment, pilules...
« Vingt autres, tous supérieurs ! plus de goutteux...
« un million à chacun... Vingt mille francs de ré-
« compense à celui qui ramènera un goutteux... Il
« n'y en a plus ! Et le génie moderne de l'annonce
« médicale peut ajouter fièrement, en se retournant
« vers son frère de la finance et des affaires : *J'ai*
« *enrichi tous les spéculateurs qui ont bien voulu*
« *m'honorer de leur confiance !!*

Dans ce chapitre, nous ne voulons nous occuper
que des livres à langage scientifique qui, sous le
nom de *médecine usuelle, trésor des familles, la
médecine sans médecin*, et tant d'autres, s'adressent au public avec la prétention d'exonérer la famille des visites de l'homme de l'art.

Ces livres que la spéculation et le désir immodéré
d'un lucre facile et considérable arrachent à la plume
d'hommes besogneux ou avides, ne peuvent être
d'aucune utilité ; en nombre de circonstances, ils deviennent très-pernicieux pour ceux qui les lisent.

Nous voulons bien, pour un instant, les considérer
comme vraiment scientifiques et ne contenant que
des doctrines raisonnables, de quelle utilité pour-
raient-ils être pour l'homme instruit, pour celui qui
les consulte dans le but de se diriger lui-même dans
ses maladies ? Avant tout, il faut savoir de quel mal
on est atteint ; comment se rendre compte soi-même
de la présence des symptômes indiqués par l'auteur ?
Comment en saisir les nuances à significations si
variées ? Comment se palper avec utilité ? Comment
s'ausculter le cœur, la poitrine, apprécier des bruits,
des sons légers, fugaces, modifiés par tant de causes, qui exigent l'oreille la mieux exercée ou le tact
le plus subtil, toutes choses qui ne peuvent être que
le fruit d'une longue éducation de ces organes ?
Comment se rendra-t-on compte des modifications
qu'impriment aux signes indiqués dans telle maladie, le tempérament, l'âge, le sexe, les médicaments, la stature, le jour et la nuit, la plénitude ou
la viduité du tube digestif, les anomalies, etc. Nous
ne pouvons pas ici entrer dans beaucoup d'explications, nous serions mal compris : prenons un seul
symptôme, très-utile au diagnostic, il nous servira
d'exemple, parlons du pouls : cela paraît assez simple, tout le monde ne tâte-t-il pas un peu le pouls ?

Supposons un amateur de choix : il s'arme de sa montre à secondes, il place le doigt sur l'artère du poignet dont il connaît, ma foi, très-bien la position ; il compte alors, une, deux, trois, quatre, et, à la fin de sa minute, il peut donner le chiffre exact des pulsations, il a trouvé le nombre de battements dans un temps donné ; mais à quoi bon, pourra-t-il jamais se rendre compte de toutes les modifications que lui impriment les diverses et si multiples circonstances que nous avons plus d'une fois énumérées? Avec le nombre trouvé, il faudrait savoir distinguer si le pouls est nerveux, de réaction, dur, mou, grand, petit, plein, fort ou faible, régulier, intermittent, confus, dicrote, concentré, ondulant, vultueux.... De plus il faudrait connaître les différences qui se produisent rien que par la manière de poser les doigts, le degré de pression, la sensation qui doit se produire avec un doigt ou avec deux, toutes choses qui modifient si bien cette sensation que, d'un pouls faible et ondulé, vous pouvez faire un pouls dur et de réaction, d'un pouls plein un pouls insensible, d'un pouls dicrote un pouls régulier, etc., etc. Il faut autant de temps pour apprendre à toucher cet instrument délicat que pour apprendre à pianoter passablement, et, de ces instruments, le pouls est le plus subtil; car il ne faut pas croire que les données que nous avons indiquées, en abrégeant beaucoup, suffisent aux diagnostics attachés à ce phénomène, ce ne sont là que des éléments simples, des types avec lesquels va se traduire le pouls vrai qui est toujours composé.

Ces éléments simples seront, si vous voulez nous permettre de continuer notre comparaison, comme les sept notes du clavier avec lesquelles un Beethowen, un Rossini, vont écrire leur chef-d'œuvre, ce sont les lettres d'un alphabet avec lesquelles on trace un poëme épique : l'enfant possède très-bien ses vingt-cinq caractères, le poëte seul en tire un monument. Le pouls peut être dur et lent, fréquent et mou, large et faible, petit et dur, fort et rare, rapide et insensible, plein et irrégulier, régulier et confus, mou et large, fréquent et faible, et ces combinaisons varient ainsi, on le comprend, presqu'à l'infini. On le voit, si on ne peut raisonnablement prétendre à se tâter le pouls pour savoir s'il correspond aux indications données par l'auteur, comment pourra-t-on se flatter de saisir la vérité dans les symptômes souvent si obscurs dont il va falloir comprendre la description, et cela dans un livre qui est déjà lui-même un résumé tellement concentré que leur succincte description est insaisissable? Voici un article que je prends au hasard, dans ce genre d'ouvrages, à propos des maladies de l'estomac et de l'intestin :

« Le tube digestif, depuis la bouche jusqu'à l'orifice inférieur, se compose successivement de l'œsophage, du cardia, de l'estomac, du pylore, du duodénum, de l'intestin grêle, du gros intestin. On peut donc souffrir d'œsophagite, de gastrite, d'entérite, de colite, plus les lésions ou obstructions du cardia, du pylore et des sphincters. (Voyez ces mots.) »

Avant d'aller chercher le mot, il faut donc vous

rendre compte exactement et savoir si vous avez une gastrite, une gastralgie, une dyspepsie quelconque, une entérite, une colite, une obstruction cardiaque ou pylorique, et, à supposer que vous soyez apte à démêler, dans ce tube de vingt-cinq pieds de long, le point malade, quand vous irez voir le mot, la description symptomatologique sera pour vous plus obscure et vous présentera plus de difficultés, c'est-à-dire plus d'impossibilité que vous n'en aviez à localiser d'abord votre mal.

Au milieu de ces *à peu près*, vous devez arriver à vous fourvoyer complétement, et sur la nature de votre mal, et sur le traitement conseillé par votre vulgarisateur, si peu qu'il y ait des analogies de symptômes entre le mal qui vous tourmente et la description du chapitre sur lequel vous serez tombé. vous direz : « Voilà mon affaire, » et vous commettrez une de ces erreurs grosses de conséquences, comme tous les médecins ont pu en avoir de nombreux exemples dans leur clientèle. J'en veux donner un, assez remarquable, qui est depuis longtemps dans mon souvenir, il montre bien comment, par un mécanisme intellectuel dont on ne se rend pas compte, on est sollicité à se reconnaître dans la description des signes et du genre de douleur dont on vous parle ; comment vous allez vous entendre tacitement avec votre auteur pour parler de même dans des circonstances tout opposées.

Ceci se passait entre deux consultantes qui attendaient dans l'antichambre le moment d'être reçues.

J'avais à terminer une lettre, l'heure de la poste me pressait, j'étais seul dans mon cabinet, la porte était entr'ouverte et j'étais distrait par une conversation que je saisissais assez distinctement. L'une d'elles décrivait son mal, et, à chaque instant, j'entendais la seconde répondre : « Moi aussi, » ou bien : « c'est évident, nous avons la même maladie. » Je compris, en effet, après leur avoir donné audience, combien il y avait de similitude pour elles dans les sensations éprouvées, bien que leur maladie n'eût aucun rapport même éloigné.

Quand je pus donner audience à la première, elle m'accusa de la langueur depuis longtemps, de la toux, des frissons irréguliers revenant surtout vers le soir, suivis de chaleur et de fièvre. Elle se plaignait d'un point de côté avec douleur à la pression entre les côtes, de sueurs se produisant surtout pendant le sommeil, de gêne de la respiration pendant la marche, perte de l'appétit, amaigrissement. L'auscultation et un examen qui ne présentait aucune difficulté nous fit voir que cette jeune dame était atteinte d'une poussée tuberculeuse dans le poumon gauche et qu'elle était destinée à succomber phthisique dans l'espace d'une année environ.

La seconde consultante me dit, en entrant : « Monsieur, je dois avoir le même mal que la personne qui sort d'ici, car nous avons tout-à-fait les mêmes douleurs, les mêmes signes de maladie. » Elle se plaignait en effet de languir depuis deux mois, de maigrir beaucoup, d'être privée d'appétit, d'éprou-

ver le soir des frissons suivis de fièvre. Elle avait,
sur le côté droit, une douleur continue, augmentant
à la pression, provoquant de la gêne pendant la respiration, de la douleur au dos, un peu de toux, des
sueurs nocturnes. A l'auscultation, nous constatons
que la poitrine est dans un très-bon état. Un examen attentif nous fait découvrir la cause obscure de
tous ces phénomènes, dans l'existence d'un phlegmon
chronique situé sous la glande mammaire droite:
quinze jours après notre malade était presque rétablie ; le bistouri avait eu raison de cette maladie à
physionomie si compliquée et si obscure; d'une part
donc une phthisie, de l'autre un abcès, quelle similitude ! Pourtant, comme nos deux malades s'enten-
daient à merveille pour se confirmer dans l'opinion
d'une maladie semblable ! Nous convenons même
que, pour toute autre personne qu'un médecin, la
confusion était presque forcée, raison de plus pour
que l'on comprenne bien que les livres de médecine,
entre les mains des personnes étrangères à cette
science, ne peuvent qu'être inutiles ou nuisibles.

Mais ces livres de médecine usuelle, ces diction-
naires de la santé ont un autre danger dont je dois
prévenir les familles. La plupart du temps, ces livres sont achetés par des personnes très-préoccu-
pées de leur état de maladie, souvent pusillanimes,
redoutant la souffrance future qu'elles prévoient à
travers leur imagination troublée, se créant, par la
pensée, des dangers pleins d'exagération, épou-
vantées de l'idée de mort qui les poursuit outre me-

sure, se tâtant, comme on dit, du matin au soir, en proie, en un mot, à cette obsession morale qui coïncide souvent avec un état de santé passable, et qu'on nomme hypocondrie : chez elles la lecture des livres de médecine produit un effet désastreux. Ces pauvres cerveaux faibles se croient bientôt en proie à tous les maux dont ils suivent la description, surtout de ceux indiqués comme sérieux ou mortels. Ces lectures aggravent leur état habituel d'indisposition, ils parcourent ainsi un cercle vicieux autant que désastreux pour leur santé, allant de leur préoccupation à leur livre et de leur livre à leur préoccupation.

Je ne saurais trop insister auprès des personnes qui se livrent à des études si stériles au point de vue des connaissances à acquérir, et si dangereuses pour les esprits un peu frappés, afin qu'elles jettent au feu ces livres pernicieux et qu'elles s'en rapportent exclusivement au médecin qu'elles auront chargé du soin de diriger leur santé; comme elles doivent s'en rapporter à leur avocat dans les questions complexes de droit, sans se donner le soin inutile de compulser les Cujas et les Barthole dans lesquels elles pourraient bien courir le risque de prendre des notions fort inexactes sur des intérêts en litige.

D'autres livres, produits de la spéculation, sont publiés par des médecins ou des marchands de spécifiques dans le but exclusif de prôner un remède quelconque. Ceux-là n'ont pas à apprendre aux malades quel est leur mal et quel mode de traitement ils auront à mettre en usage. La panacée qu'ils vantent suffit à tous les maux, ou bien ne s'adresse qu'à un genre de maladie.

Dans le premier cas, l'énumération entière des misères humaines suffit à peine à ses vertus extraordinaires, la nomenclature de tous les maux suit l'annonce de ses succès, de ses cures innombrables. Prenons pour exemple la douce révalescière dont nous avons parlé, cette farine composée de lentilles et de pois.

L'*impressario*, après avoir annoncé soixante-douze mille cures, parmi lesquelles des princes, Sa Sainteté, le duc de Pluskow, la marquise de Bréhan, etc., etc., indique rapidement les différentes affections qu'elle subjugue infailliblement; je copie : Les mauvaises digestions, les gastrites, gastro-entérites, gastralgies, constipations, hémorrhoïdes, glaires, flatuosités, ballonnement, palpitations, dyssenterie, gonflement, étourdissement, aigreurs, pituite, maux de tête, migraine, surdité, nausées, vomissements avant ou après le repas, ou en mer, dans l'état de grossesse, douleurs, congestions, inflammations de la vessie, crampes et spasmes, insomnies, fluxion de poitrine, étouffement, toux, oppression, asthme, bronchite, phthisie; dartres, éruptions, abcès, ulcérations, mélancolie, rhumatisme, goutte, épilepsie, paralysie, retour de l'âge, vice du sang, sueurs nocturnes, sueurs diurnes, hydropisie, diabète, gravelle, les désordres de la voix, les maladies des enfants, le défaut *d'énergie nerveuse,* durcit les chairs, etc., etc. » Je serais pourtant bien curieux de savoir ce que peuvent encore contenir ces *et cœtera !...* De la gastrite aux abcès, de la surdité au mal de mer, des crampes à la gravelle, des dartres à la paralysie, quelle vertu manque-t-il à cette farine? L'énumération de ses propriétés, cette cacophonie absurde de promesses qui se concrètent chaque année en millions, n'est-elle pas un des actes d'accusation, le plus éloquent que l'on puisse dresser, contre le bon sens et la crédulité publique? Dès qu'il s'agit de questions de santé, de traitement, de médecine en un mot.

D'autres, sans braver autant le bon sens de la multitude, annoncent les succès innombrables de tel remède dans telle maladie, son action est infaillible : Ne négligez pas de revoir, à la page 13, le paragraphe 2. Voici ce qu'on y lit : « Si, après avoir pris les doses indiquées, votre santé n'est pas rétablie, revenez au traitement et cela autant de fois qu'il sera nécessaire pour enlever le mal, qui cédera infailliblement. » C'est ainsi qu'appelé auprès d'un malade qui se traitait d'une dartre par un de ces spécifiques, je le trouvai dans un état lamentable dont il fut longtemps à se remettre; il était au vingtième jour de purgations non interrompues, et chaque jour, grâce au paragraphe 2, il ne manquait pas de s'empoisonner de nouveau. Encore cinq à six jours et le mal cédait infailliblement... avec le malade.

Un autre édifie tout un système de médecine sur des êtres microscopiques, des infusoires, travaillant comme de vrais thermites dans la profondeur des organes; ils font un beau jour crouler tout l'édifice de la santé au moment où on s'y attendait le moins. Achetez son baume insecticide, embaumez-vous tout vivant, goudronnez-vous toutes les surfaces comme une momie de Saqquârat ou de Baranco, votre santé est assurée pour toujours contre le mycrophite assassin.

Tout cela est bien déraisonnable et fait injure au simple bon sens. Comment ne comprend-on pas que si une découverte quelconque vient à se faire, d'où qu'elle vienne, ce sont les médecins qui en sont instruits les premiers; ce sont les corps savants qui les étudient, les expérimentent, les écoles qui les enseignent aux élèves, les publications scientifiques qui les portent à la connaissance du public médecin; à leur tour les observations des praticiens sont recueillies et reportées aux centres qui, les premiers, l'ont mise en lumière. C'est ainsi que de ce concours de la science, à tous les degrés du corps médical, se constitue la vérité. Comment! tout le monde connaîtrait des panacées merveilleuses, le médecin seul les ignorerait et refuserait d'en faire profiter ses malades? N'est-ce pas là le fait d'un parti pris qui se plaît dans l'erreur! Et, pourtant, que de malheureux malades paient de leur santé, et souvent de leur vie, ces pratiques dangereuses qu'exploite, avec tant de cynisme, la soif du lucre unie à l'audace la plus coupable.

Je terminerai ce chapitre sur les livres de médecine en signalant un danger d'une autre sorte.

Sous prétexte de science anthropologique, d'études sur la physiologie ou sur l'anatomie, des plumes
mercenaires, spéculant sur une curiosité malsaine,
ont répandu, dans le commerce de la librairie, des
livres dangereux pour certaines gens qui n'y recherchent que la satisfaction des plus mauvaises pensées, des plus basses aspirations.

Ces livres, que leur prétention purement scientifique soustrait à la surveillance ou protège contre
la prohibition, traitent des matières les plus difficiles
à écrire avec décence et contiennent des gravures
qui ne sont, pour la plupart des lecteurs, que des
images obscènes. Là s'étalent, dans un langage sans
voile et sans retenue, les descriptions les plus minutieuses de certains actes physiologiques, avec des
planches anatomiques non moins inconvenantes.
Ces ouvrages, sans aucune valeur et surtout sans
aucune espèce d'utilité vraiment scientifique, indiquent assez, par la pauvreté de leur prétendu enseignement, par leur prédilection à traiter de certaines matières, par le soin que l'on a mis aussi à
y étaler les images les plus mauvaises, que leurs
auteurs n'ont eu en vue que l'exploitation d'une
certaine classe de lecteurs et de leur sensuelle curiosité. Quelle est la plume qui se respecte un peu
dans le monde médecin de quelque valeur, qui con-
sentît à signer de pareilles pauvretés anthropologi-
ques écrites dans ce style érotique et compromet-

tant? N'est-il pas évident que ces bouquins informes et sans mérite ne visent qu'à la plus détestable de toutes les spéculations?

Qui achète de pareilles œuvres? Evidemment ce n'est ni l'homme instruit ni celui qui veut acquérir des notions dignes de la science: ce n'est même pas l'homme raisonnable et mûr, à quelque classe de lecteurs qu'il appartienne. Les mains dans lesquelles elles tombent, et par lesquelles elles sont recherchées, ce sont celles de la jeunesse.

Conçoit-on alors tout le mal que peuvent produire de semblables lectures pendant les heures de solitude que l'on aura le soin de se créer, afin de soustraire, aux regards des personnes qui veillent sur l'éducation de cette jeune intelligence, un livre que l'on sait bien et mauvais et défendu. Si peu, dis-je, qu'un collégien, instruit, par quelque camarade déjà corrompu par ces lectures, de la possibilité de se procurer pour quelques francs cette prose dangereuse, ces gravures, ces nudités, si peu qu'il soit sur la pente de mauvaises préoccupations, son premier regard sur l'étalage du libraire ou du bouquiniste aura pour but d'y découvrir le fruit défendu, ce livre qui peut devenir pour lui une source de désastres physiques et moraux.

Je ne les signalerai pas ici par leur nom, ces mauvais et pernicieux traités, et l'on comprendra ma réserve. Mais que l'on soit bien persuadé que ces ouvrages qui ne sont, pour les personnes sensées, que de petites vilenies dédaignées, contiennent, pour

10

la jeunesse, des curiosités obcènes suffisantes à porter le trouble dans leur cœur et la perversité dans leur imagination.

Donc, tous les pères de famille doivent faire main-basse sur de pareils livres et les enlever de leur bibliothèque s'ils les possèdent. Toutes les personnes prudentes, tous les amis de la moralité et de la santé de la jeunesse doivent en faire autant.

Je signale ces livres à la diligence de tous les honnêtes gens, de tous les professeurs, de MM. les préfets, de toutes les autorités qui pourront mettre l'embargo sur cette peste qui contribue à miner la *santé publique,* ce bien suprême que ce travail a pour but de protéger et de conserver; but qui justifie surabondamment le paragraphe que je viens de consacrer aux livres ennemis de la morale, sous leur insidieuse couverture scientifique.

CHAPITRE VI.

Des superstitions en médecine.

~~~~~~~~~

Dans tous les temps, les nations ont pratiqué une foule de superstitions à l'occasion de la médecine. Toutes les religions en ont été entachées ; est-il rien, en effet, de plus contraire à la religion que la superstition ? Les augures, les prétendus magiciens, les tébibs arabes, une certaine catégorie de ces charlatans adonnés à ce genre d'exploitation un peu partout, ont tiré partie de l'espérance et de la terreur que puisent, dans une foi sans lumière, les classes ignorantes, pour entretenir parmi elles une foule de croyances superstitieuses qui ont fini par devenir usuelles.

Implorer l'intervention de puissances surnaturelles, pour en obtenir la guérison, est une pensée qui a dû naître chez l'homme avec l'idée de Dieu ; puis quand la prière a semblé faire défaut, n'a pas été exaucée selon les désirs et les besoins du suppliant, l'idée de pratiques, de formules, d'invocations, de cabales a dû se produire.

L'énumération seule de toutes les superstitions qui ont existé depuis l'antiquité jusqu'à nos jours formerait un volume ; on les rencontre aussi nombreuses dans notre moyen âge que dans les théogonies indoues et polythéistes. Aujourd'hui, un grand nombre d'entre elles sont tombées devant le progrès des lumières : l'ignorance les imagina, les créa ou crut réellement les trouver dans la pratique raisonnable des dogmes ; les progrès de l'instruction et de la raison commune ont dû en éliminer un grand nombre.

Mais il en reste assez touchant les questions que nous traitons pour que nous ne puissions pas les passer sous silence. La croyance très-répandue du pouvoir des sorciers, des *jettatores,* la confiance en la broche tournante pour la découverte de toutes choses et des plantes qui doivent guérir, indiquent assez combien on doit en trouver de relatives aux questions de maladies.

Nous éviterons ici de parler de toutes celles qui pourraient donner lieu à des polémiques étrangères à notre sujet. Notre formelle intention est d'éviter toute discussion à cet égard. Il peut arriver qu'une faible distance sépare une superstition caractérisée d'un acte de piété licite. Aussi ne parlerons-nous que de celles qui se présentent avec un caractère d'indéniabilité.

A toutes les époques historiques, on constate que les peuples se sont jetés avec ardeur dans les superstitions, à l'occasion de la médecine et des malades : les formules cabalistiques, les maléfices, les conjurations sur les images, les pactes ténébreux, les amulettes de toutes sortes sont de tous les temps.

Déjà Constantin avait fait une loi sur les superstitions relatives à la santé ; on la trouve tout au long dans le code théodosien ; il y porte des condamnations contre quelques-unes. Mais, par un reste de paganisme dont il n'était sans doute pas complètement expurgé (1), — il en autorisa un certain nombre.

Le concile de Laodicée, au quatrième siècle, fut obligé de porter des condamnations contre les superstitions qui se pratiquaient à l'occasion des maladies, et principalement au sujet des sorts, des anneaux merveilleux, des abraxas, sortes d'amulettes faites de diverses façons et accompagnées de prières *ad hoc;* soit à propos des *pater-de-sang,* espèces de grains de chapelet que l'on portait sur soi et qui guérissaient de l'épilepsie, de la colique néphrétique, des hémorragies...

Depuis lors, les conciles de Narbonne, de Milan, de Bordeaux, en même temps qu'ils imposaient aux évêques l'obligation de veiller sur ces superstitions, les condamnaient rigoureusement. D'autre part, un grand nombre de statuts synodaux ont été édictés par les évêques, pour prescrire aux doyens, archi-

(1) Voyez l'*Histoire critique des superstitions,* par le Père Le Brun, de l'Oratoire. 1710.

prêtres, curés, d'extirper ces erreurs et leur or-
donner de désabuser le peuple.

Malgré toutes ces précautions et cette vigilance
prescrite, nos populations sont infestées de superstitions et je veux signaler celles qui ne peuvent faire
l'ombre d'un doute, qui s'étalent au grand jour,
comme une chose si simple, qu'on l'énonce en toute
liberté, paraissant ne pas se douter qu'il puisse y
avoir là une erreur capitale. Ce sont ces faits que
l'on doit appeler dans le champ commun de la
discussion où chacun peut être admis à témoigner.

Chaque pays a ses superstitions ; là on brûle le
front des personnes mordues par les animaux avec
un fer rouge appelé Clef de saint Hubert, dans le
but de préserver de la rage ; ailleurs la clef est attribuée à saint Martin. On recherche des plantes
pourvues de propriétés merveilleuses, mais qui ne
se rencontrent que le jour de Noël, à minuit, et en
récitant certaines prières. D'autres ne doivent être
cueillies qu'en faisant des signes de croix. Certaines
fontaines jouissent de la réputation antique qui les
déclarait propres à l'épreuve de l'eau ; on y porte
un lange de l'enfant malade, s'il enfonce, il est
perdu, si le lange surnage il guérira.

Mais je veux, négligeant le détail de ces vaines
pratiques, signaler une superstition que j'affirme
très-répandue ici ; elle intéresse la médecine au plus
haut point, puisqu'elle suffit, à elle seule, pour éloigner de cet art précieux un grand nombre de malades.

Cette erreur, beaucoup plus commune dans nos campagnes que dans d'autres parties de la France, consiste en ceci, que le médecin peut bien, à l'aide de la science et de tous les agents dont elle dispose, soulager l'homme qui souffre, avancer même, s'il doit guérir, le terme de sa convalescence, mais qu'il ne saurait exercer aucun empire sur une maladie mortelle ; en d'autres termes, qu'il ne saurait, en aucun cas, sauver la vie d'un malade : l'heure de la mort, dit-on, est écrite pour chacun, Dieu en a fixé l'instant précis, rien ne peut le changer, si ce n'est par la volonté toute puissante, c'est-à-dire par un miracle.

Or, comme le médecin n'emploie que des moyens naturels, il ne saurait, par la seule puissance de la science, prolonger d'une minute la vie d'un malade ; *l'heure étant marquée*, rien ne peut prévaloir. L'intervention du médecin, dans ce but, est donc inutile ; il ne peut et ne saurait apporter que quelques douceurs, quelque soulagement, sans éloigner l'heure fatale !

On voit de suite de quelle importance est une pareille erreur, au milieu de populations habituées aux privations de toutes sortes, étrangères aux jouissances que donnent l'aisance et la civilisation, vivant très-patiemment courbées sous le joug d'un travail pénible et peu lucratif, luttant bravement et pendant toute l'année à ciel ouvert avec les intempéries, toutes choses qui en feraient de vrais Spartiates, si leur religion, en leur enseignant la résignation, n'en faisait mieux encore, c'est dire des philosophes chrétiens, animés d'un énergique stoïcisme; on voit, disions-nous, de quelle importance est une pareille erreur au milieu de telles populations! L'intervention du médecin n'est plus qu'un luxe dont on peut se passer si l'on sait souffrir! L'usage de son art est une miévrerie dont on peut sans danger faire l'économie.

J'affirme que, pendant ma longue carrière au milieu des populations du Velay, j'ai pu apprécier l'influence toute pernicieuse de cette idée fataliste indigne de leur foi, très-conforme au contraire à celle des populations qui obéissent au Coran. Cette fausse théorie du destin et de la fatalité de l'heure suprême est la cause principale qui éloigne nos habitants des campagnes de l'usage habituel de la médecine et des conseils des hommes de l'art; c'est à cette croyance que l'on doit de pouvoir constater presque journellement ce fait sauvage et inhumain de familles laissant mourir un des leurs, sans avoir demandé l'assistance d'un médecin; un mari, un père, un fils, laissant succomber un de leurs plus proches, sans qu'il ait eu une visite du ministre de la santé!

Les personnes vivant au milieu de la civilisation des cités auront peine à croire que ce fait se reproduise un peu souvent; leur étonnement sera plus grand quand je viendrai leur affirmer que la moitié environ de la population meurt dans ces conditions d'abandon! Dans les centres dont nous parlons,

si l'on voyait un membre notable de la famille succomber sans avoir reçu les secours de la médecine,
ce serait un scandale, il se produirait des commentaires malveillants; on irait presque jusqu'à soupçonner quelque cause incriminable devant la justice... Ici, c'est environ la moitié des malades que
l'on enterre sans qu'ils aient été visités par nous.

C'est, à n'en pas douter, cette superstition fataliste
dont nous avons parlé qui cause un pareil état de
choses. Fatalisme grossier qui semble absolument
ignorer, qu'entre la prescience divine et les événe-
ments, Dieu a placé la liberté de l'homme. Voulez-
vous une preuve de l'existence de cette superstition?
la voici :

Dans les populations ignorantes dont nous avons
parlé, cette erreur ne s'étend pas au delà de la médecine propre à l'espèce humaine. La *bête,* d'ordre
inférieur, peut être parfaitement soustraite à une
mort prochaine et certaine, par un traitement convenable; aussi court-on chez le maréchal, *cet empirique* de l'hippiatrie, ou chez le vétérinaire, quand
il y en a, ce qui est rare malheureusement dans la
Haute-Loire ; on le presse, on s'agite, on met tout
en pratique pour sauver ce bœuf malade... mais on
laisse mourir une épouse, un père, un fils, sans
jeter un cri d'alarme, et cela, je le répète, dans un
grand nombre de cas.

J'ai exprimé à bien des personnes le regret où l'on
devait être, qu'une pareille erreur produisît un si
triste résultat; j'en ai rencontré qui cherchaient à

expliquer cette négligence et presque à l'excuser,
par cette considération que l'aisance à la campagne
est peu commune, que la visite du médecin venant
de loin est d'un prix élevé; qu'on y est rude à soi-
même, aguerri contre la douleur... Ces raisons
n'ont qu'une valeur secondaire, je les ai reconnues
moi-même comme propres au caractère de nos cultivateurs; j'ai ajouté qu'ils étaient véritablement
stoïques, résignés, ce qui contribue à faire que l'on
n'appelle jamais le médecin pour des indispositions.
Mais j'affirme de nouveau, car ce point a besoin
d'être parfaitement établi, que c'est surtout la croyance en l'heure marquée qui empêche de faire soigner les malades, dans les affections qui menacent
de devenir mortelles.

Autre preuve : parmi les personnes de la campagne qui viennent nous demander, pour donner nos
soins dans quelque grande et sérieuse affection,
beaucoup nous disent, avec une naïveté parfaite :
« Je viens vous chercher pour tel malade, il souffre
« cruellement, il a bien besoin de vous. Je sais bien
« que, si c'est *son heure,* vous ne l'empêcherez pas
« de mourir, mais nous espérons que vous pourrez
« le soulager. »

Serait-ce la misère qui détournerait de l'idée d'aller quérir le médecin ? Invoquer cette cause serait
méconnaître les habitudes de désintéressement du
médecin de campagne, son dévouement à toute
épreuve est de tous les instants. Les pauvres le savent bien ; jamais un indigent, qui demande la visite

du médecin, ne manque de la recevoir. Quand l'administration ou le clergé l'informent d'un désir semblable de la part d'un malade, il est visité de suite, et cela à l'égal du riche, avec zèle et d'autant plus promptement qu'on ne peut, celui-là, le renvoyer à un confrère ! Ce qui manque souvent au pauvre des campagnes et devient parfois la source de quelques embarras pour le traitement, ce sont les médicaments ; il y en a de chers : deux grammes de quinine préparée coûtent cinq francs, douze sangsues autant... Qui payera ?

Je puis dire ici, quoique incidemment, que ces considérations m'ont rendu fort indifférent à l'endroit de l'institution des médecins cantonaux. Ce rouage, dispendieusement organisé, ne rend que de médiocres services là où il est institué. Quand on voudra, sans d'aussi grands sacrifices écrasants pour les petits budgets communaux, faire autant et plus de bien, l'on n'aura qu'à confier le service des pauvres au zèle et à l'initiative de tous les médecins sans distinction, à la simple condition qu'ils puissent leur procurer des médicaments gratuitement dans une pharmacie cantonale.

Que l'on me pardonne cette digression à cause de l'intéressant sujet qui m'a entraîné. Je reviens aux superstitions.

La croyance si répandue de l'heure fatale, présidant à la mort de l'homme, va nous donner la clef de cette foi vive dans les devins, les médicastres, qui prétendent guérir *du secret ;* je conserve la lo-

cution usitée, espèce de sorciers, assez commune
dans nos hameaux, chez lesquels on court quelquefois à de grandes distances, car il y en a dont la réputation s'étend au loin.

Ces thaumaturges sont le plus souvent des hommes, quelquefois des femmes, enfin parfois ce sont
des enfants de quatorze à quinze ans, que des parents adroits et pauvres élèvent à ces jongleries. On
dit alors qu'ils possèdent le *don*. Si l'on demande,
à ceux qui les consultent, la raison de la confiance
qu'ils accordent à ces personnes, ils vous répondent
simplement : *il a le don.*

Qu'est-ce que le *don*? Une force surnaturelle,
inhérente à telle personne, dont quelquefois elle se
doute à peine, que l'on suppose accordée par Dieu
et, parfois, par la puissance ténébreuse. Voilà le résumé des nombreuses définitions qui m'ont été données, par les personnes qui vont consulter ces
espèces de thaumaturges qui ont le don de guérir,
qui possèdent le *secret.* C'est donc à cette réputation
de possesseur du *don* ou du *secret*, que s'adresse
cette confiance sans bornes que l'on accorde à tous
ces guérisseurs, renoueurs, tourneurs de broche et
autres, dont il serait malséant de dire la spécialité.

Cette confiance si vive dans les puissances occultes est une conséquence logique de la superstition
sur l'heure fatale. Puisqu'on ne croit pas que le
médecin puisse arriver, par des moyens naturels, à
conjurer un péril mortel, que reste-t-il? les moyens,
les procédés qui mettent en jeu le surnaturel. Parmi

ces moyens, quand ceux que leur offre licitement la
foi semblent pour eux épuisés, ils se jettent dans les
superstitions. Nos bons villageois pensent bien quelquefois que leurs manœuvres ne sont pas parfaitement régulières, que le diable pourrait bien être
mêlé à tont cela et qu'on ne peut pas lui demander
des services en toute liberté de conscience; mais
dans l'espoir d'un grand résultat, vivement désiré,
on passe outre...

Chercher par le raisonnement à détruire ces erreurs chez les personnes ignorantes est peine inutile. Le médecin fera vainement, en ces circonstances,
des objections judicieuses, il aura beau retourner la
question et la présenter sous ses divers aspects, il
ne convaincra personne ; auprès des populations
ignorantes, insister davantage, c'est leur donner l'occasion d'affirmer leur incurabilité à cet égard et d'y
persister, car elles finissent par supposer que le médecin ne discute dans ce sens que pour servir ses intérêts personnels.

C'est en vain que, dans les choses ordinaires, vous
leur démontrez la nécessité de l'intervention individuelle ; que, sans la prévoyance, ils mourraient de
faim ; que, sans la prudence et l'attention, ils seraient
exposés à périr d'accidents au milieu de leurs travaux. Passant aux sujets les plus immédiatement
comparables, à la question de la vie ou de la mort
spirituelle, c'est en vain que vous dites à ces bonnes
gens, Dieu sait aussi si vous serez perdu ou sauvé,
votre fin est *marquée* et cependant vous comprenez

très-bien que vous tenez vous-mêmes en vos mains
le sort qui vous attend, vous y travaillez chaque jour
et passez votre vie à le rendre meilleur !... Vains
raisonnements, discussion inutile. La superstition de
l'heure fatale l'emporte ; en d'autres matières, on
peut, quoique rarement, espérer d'apporter la conviction et la vérité, mais l'erreur qui naît de la superstition et de l'ignorance combinées est invincible.

L'enseignement religieux pourrait seul couper,
dans la racine, toutes ces pratiques superstitieuses
qui ont celle de l'*heure marquée* pour mère. Cet enseignement, qui commence avec la raison naissante,
qui impose ses croyances à tous les âges, qui auto-
rise et qui condamne ; ce respect des préceptes, si
profond dans les classes dont nous blâmons ici
les superstitions en médecine, tout contribue à
donner aux préceptes religieux une puissance que
rien, dans l'éducation, ne saurait égaler. Seuls ils
peuvent mettre un terme à ces croyances fatalistes
si funestes, à ces pratiques de l'ignorance qui exercent une si triste et universelle influence sur la santé
des classes pauvres et laborieuses dont elle est pourtant l'unique fortune.

Une foi mal éclairée, une ignorance générale sont
des conditions qui se rencontrent trop fréquemment
hélas ! dans les classes peu aisées ; c'est au milieu de
ces conditions que naissent surtout les erreurs, les
préjugés, les superstitions ; nous avons vu comment
une certaine logique, née de leurs erreurs mêmes,

entraînait ces classes vers la pratique des choses occultes et à la recherche du surnaturalisme par l'intermédiaire des sorts, des dons, des devins; là on se
rend compte de ces aberrations, enfants de l'ignorance.

Mais comment s'expliquer la confiance que l'on
rencontre dans les classes dites éclairées, de celles
qui puisent les lumières au foyer commun de l'instruction avancée, quelquefois même brillante,
instruction dont la bonne éducation de famille va
décupler encore l'influence si salutaire à la maturité
de l'esprit, pour des choses qui sont la négation
même de tout bon jugement, de tout bon sens, de
toute réflexion sensée? Que dire des personnes de
ce niveau intellectuel et social qui courent avec une
foi aveugle vers ces personnages qui, sous le nom
de sorciers, de magiciens, de médecins, de somnambules, qui prétendent guérir sans le secours de la
science médicale, devinent votre maladie même
sans vous interroger; formulent des prescriptions
pendant le sommeil; guérissent parfois d'un coup
d'œil ou par un simple attouchement; replacent des
membres disloqués sans jamais avoir su un mot d'a-
natomie ni vu de leur vie l'intérieur d'une articulation?... Que dire, je le répète, de cette simplicité
renversante, de cette abdication volontaire de la raison humaine?

Deux considérations permettent, à cet égard, d'ouvrir des conjectures : la première, c'est l'ignorance
absolue dans laquelle on est des choses de la méde-

cine, de tout ce qui constitue le domaine des sciences médicales, des ressources certaines qu'elles
seules peuvent offrir, de l'érudition et de la solidité
que l'on exige à cet égard de la part de ceux à qui
on confère ce redoutable et bienfaisant ministère.
La seconde, c'est ce besoin du merveilleux, ce sentiment inné d'une inconnue qui porte les plus sceptiques, à leur insu même, à témoigner contre les
propres prétentions de leur esprit positif. Je revien-
drai plus loin sur cette question à l'occasion du chapitre que je consacrerai au charlatanisme.

Mais disons, dès à présent, qu'il y aurait un livre
curieux à faire, non-seulement sur les choses impro-
bables, mais sur toutes celles qui se sont produites
avec un éclatant cachet d'impossibilité et accueillies
par la classe éclairée avec une simplicité étonnante ;
j'en veux prendre un exemple frappant et assez ré-
cent pour être encore dans la mémoire de tous et
relatif au sujet qui nous occupe. Il nous donnera
une idée de la crédulité superstitieuse des classes
éclairées. Je veux parler de la confiance instantanée,
de la vogue inespérée dont a joui un nommé Jacob,
faisant courir tout Paris à ses séances d'illuminé.

Qu'est ce que Jacob ? c'est un zouave de la garde,
pas précisément un de ces braves devenus presque
légendaires à force d'audace dans les combats, c'est
simplement un trombone, gagiste dans la musique
de son régiment, tout juste assez lettré pour déchif-
frer son carton ; un peu songeur, assez solitaire,
très-infatué de sa personne, *posant* dans la cham-

brée. Un jour, un camarade avait la migraine, le trombone le regarde un instant dans les deux yeux et lui dit : « Non, tu n'as pas la migraine ! — Comment, s'exclame l'autre, je n'ai pas la migraine ? — Non, répond Jacob, tu ne l'as pas ! Je ne veux pas ! Tu es guéri !... — Tiens, tiens, dit le malade, c'est vrai... ça va mieux... ça va bien !.. » On rit d'abord de l'aventure. Le régiment tenait garnison aux environs de Paris, on parle de ce fait dans le village, autour de la caserne ; on l'interroge; Jacob fait le mystérieux.

A quelques jours de là, un villageois à qui on a conté le fait, malade depuis quelque temps, vient au quartier consulter l'illuminé qui pose un instant devant lui et prononce sentencieusement sa formule : « Allez travailler, vous êtes guéri. » Le rustre s'en retourne dans sa famille, publie partout qu'il a été spontanément guéri, que le zouave *guérit du regard*. Le régiment vient à Paris.

Des scènes semblables se renouvellent... Trois mois plus tard, la réputation de Jacob était européenne ; les feuilles les plus sérieuses enregistraient ses nombreux succès. Il prend un appartement dans une rue bientôt encombrée de voitures, la foule des malades devient tellement compacte que la police est obligée d'intervenir, pour rétablir la circulation. Depuis les étouffements de la rue *Quincampoix*, siége de la fameuse banque de *Law*, on n'avait vu pareille cohue... je puis ajouter ni pareille mystification.

11

Que vous en semble? Nous ne sommes plus au village, nous n'avons plus à mettre le fait sur le compte de la naïveté et de l'ignorance qui expliquent les superstitions de nos bons villageois. Nous sommes en plein Paris, en 1868.

Voyez cette foule qui se presse, ces lignes de voitures qui ont amené des marchands, des artistes, des officiers, des douairières, des comédiens... On se dispute le tour de présentation, on s'interroge avec animation, on raconte des cures inouïes, c'est un délire, un paroxisme d'enthousiasme frénétique, pourquoi? Ce n'est pas une foi religieuse, ignorante et aveugle qui amène là cette Phryné du quartier Bréda; et ce général qui vient demander la guérison de sa paralysie, ce n'est pas l'ignorance qui le pousse à accepter, comme le premier venu, les prodiges de... la sottise humaine; qui nous expliquera pareil phénomène? Dans quel ordre épidémique faudra-t-il le classer?

Et remarquons qu'il n'y a même pas ici à invoquer cette espèce d'engouement qui vient, à certaines époques, s'imposer comme une mode impérieuse à la foule, sous l'aspect de découvertes extraordinaires, plus ou moins scientifiques, en apparence; des nouvelles propriétés aperçues dans la matière ou dans les corps, prétendues aussi naturelles que mystérieuses et occultes, et qui ont à diverses époques embrassé, dans de vastes épidémies, l'Europe entière, se personnifiant dans les *Mesmer*, les *Cagliostro*, les *Hume!* non, ici, rien de prétendu

scientifique, point de mesmérisme, de somnambulisme, de spiritisme, de superstition,... un simple
tourlourou, un zouave, le trombone du régiment:
on prétend qu'il guérit! Si on le lui demande, il
répond qu'il l'ignore lui-même! La foule accourt!...
Le préfet de police est enfin obligé de mettre un
terme à ce spectacle affligeant.

Cherchez dans l'histoire de la médecine et des médecins célèbres depuis deux mille ans, vous n'en
découvrirez pas un seul qui ait joui d'une pareille
vogue... Mystère! J'ai interrogé les personnes qui
avaient assisté à ces scènes de délire, qui avaient vu
le zouave Jacob et qui, ayant sans doute subi l'influence aberrative qui se dégageait de la foule, par-
laient avec une circonspection presque laudative de
ses succès! Je leur demandais quelle idée elles se
faisaient de cette faculté de guérir, chez un homme
étranger à la médecine, se passant de remèdes, et
guérissant par un regard!! on me répondait, non
sans prendre un air grave et sibyllin :... *On ne sait
pas?* Comprenez-vous? Certainement, si l'on savait... Mais on ne sait pas... Voilà, j'espère, une belle
démonstration de toutes les folies dont est suscepti-
ble le monde même instruit, quand il s'agit de malades et de médecine.

Au reste, pendant bien des siècles, les rois de
France guérissent les écrouelles par attouchement!
Certes, l'idée religieuse n'était là pour rien, c'étaient
des thaumaturges qui tenaient leur puissance de la
couronne ; car si saint Louis guérissait les humeurs

froides, Charles VI, Louis XI, François Ier, des fous, d'hypocrites despotes, des débauchés en faisaient autant. Les rois d'Angleterre s'y essayent à leur tour et guérissent, ma foi, tout aussi bien que leurs rivaux ; ils font plus, ils *bénissent*, tout profanes qu'ils sont en pareille matière, des anneaux qui guérissent des crampes et de l'épilepsie.

Edouard III, qui monte sur le trône en 1327, fut un des grands guérisseurs d'écrouelles, mais ce qui prouve que ce pouvoir est reconnu inhérent à la qualité royale, c'est qu'après le schisme, ses successeurs, jusqu'à la reine Anne, en firent autant. Pierre de Blois dit : C'est une action sainte de se tenir auprès du roi, car il est l'oint du Seigneur et n'a pas reçu en vain l'onction sainte *qui se manifeste par la guérison des écrouelles.*

Pendant longtemps on emploie la baguette de coudrier, la broche qui tourne, à la recherche des voleurs, des assassins, des limites, des trésors, des sources ; pendant des siècles, de graves magistrats emploient, dans la solution des procès, des experts tourneurs de broche qui, en définitive, dictent les jugements ! D'autres fois on s'en remet à l'épreuve du feu, à celle de l'eau, au duel... que sais-je ? Et pense-t-on que ces croyances-là s'en sont allées avec le progrès des sciences et des lettres ? Non, toutes ces pratiques existent encore ; j'ai vu des personnes instruites faire venir des tourneurs de broche pour opérer des découvertes et m'obliger moi-même à proclamer leur puissance ? Les tourneurs de broche abondent, j'en ai vu opérer. Ce sont de fins matois de paysans, qui placent entre le pouce et l'index de chaque main une bifurcation de noisetier en forme de V et qui, par l'habitude, lui impriment un mouvement de rotation à l'aide de légères contractions des muscles, de manière à faire croire que la broche tourne sans y être provoquée. J'ai essayé et j'ai réussi à en faire autant, c'est très-facile ; ce qui l'est moins, c'est de convaincre des personnes, fort raisonnables d'ailleurs, qu'elles se laissent leurrer indignement en abdiquant ainsi volontairement l'autorité de la raison commune.

Voulez-vous avoir une idée de l'*impossible* en matière de crédulité, par un simple fait d'histoire naturelle, le voici :

Tout le monde a entendu faire, des choses qui semblent ne finir que pour renaître, une comparaison devenue proverbiale, c'est celle du phénix, mais tout le monde ne sait pas l'histoire de ce bel oiseau, *rara aris.*

« Le phénix est de la grosseur de l'aigle, la tête est ornée de plumes qui forment une espèce de cône, sa gorge est garnie d'aigrettes, son col est brillant comme l'or, le reste du corps est de couleur pourpre, excepté la queue où l'azur est mêlé au rose. Cet oiseau vit 500 ans, quand il meurt, il renaît de ses cendres, c'est-à-dire que, sur ses débris, un jeune phénix pousse comme un champignon. Il court alors dans les bois odoriférants de l'Arabie, sa patrie, pour y recueillir une provision d'encens, de myrrhe et d'autres résines parfumées ; il en forme une boule qu'il creuse avec son bec, il en fait un tombeau dans lequel il enferme les os de son... comment dire ?... de son prédécesseur. Puis il s'empare de ce précieux fardeau, étend ses larges ailes, prend son vol et porte cette dépouille à Héliopolis d'Egypte, sur l'autel du temple du Soleil, où il la dépose avant de retourner dans sa patrie, d'où il ne reviendra plus que dans 500 ans, à l'état de débris portés par son propre successeur. »

Il semble qu'un enfant en bas âge rirait beaucoup de ce conte à l'orientale ! Pourtant les siècles et les hommes les plus éclairés y ont cru, ont sérieusement écrit sur ce mode de propagation du phénix et sur toutes les singularités de ses formes, de sa longévité, de sa piété filiale, de son pèlerinage, etc. Jugez-en par la liste des noms illustres qui ont écrit sur la matière : Hérodote, Orus Apollo, Ovide, Pomponius Mela, Appien, Sénèque, Lucain, Libanius. Voilà pour les profanes. Ajoutez saint Clément, Romain, saint Cyrille, Tertullien... Lactance y croit assez, saint Ambroise un peu, saint Augustin élève des doutes !... C'est mon patron et je me range à son avis.

Si j'ai cité quelques faits en dehors des superstitions proprement dites, témoignant d'une incroyable crédulité dans le monde, même de la part de personnes de beaucoup d'esprit, pour les choses les plus inadmissibles, j'ai eu pour but de montrer que, dans le domaine des choses scientifiques, l'esprit seul ne

sauve pas du danger des erreurs manifestes, erreurs
d'où naissent bientôt, par tradition, d'invincibles
préjugés. Il est donc indispensable, dans les matières
avec lesquelles nous n'avons pas été familiarisés, de
ne s'en rapporter qu'à ceux qui sont autorisés à
prononcer, soit par l'étude spéciale et la science
acquise, soit par le ministère dont ils sont investis.

Ce chapitre des superstitions, en médecine, devait
nécessairement prendre place dans un travail qui a
pour but de signaler les erreurs populaires. Je
pense avoir accompli cette obligation avec les con-
venances que comportait un pareil sujet, et avoir
évité toute question de polémique. Je me borne, en
terminant, à convier, chacun dans sa sphère, à la
lutte contre les erreurs qui se produisent à l'encon-
tre du but pratique de ce travail : la santé publique.

CHAPITRE VII.

Le Charlatanisme.

~~~~~~~~

En tout temps les populations, surtout celles qui sont simples et ignorantes, ont été exploitées par des hommes audacieux et sans délicatesse qui, feignant une sympathie réelle pour les maux qui tourmentent l'humaine nature, n'ont jamais eu qu'un but toujours ardemment poursuivi, celui de s'attirer subrepticement la reconnaissance, en l'exploitant à leur profit.

Le charlatanisme médical date de loin; déjà des larrons de ce genre jouirent à Rome d'une assez grande célébrité, vers l'époque de la décadence. Obscurs collectionneurs de compositions, de recettes pillées çà et là dans les auteurs, ils vendaient au public, comme aujourd'hui, des remèdes pour tous les maux. Les moyens sont toujours les mêmes, la transmission, à travers les générations et les siècles, n'a rien changé à leur physionomie. Leurs procédés vis-à-vis du public nous ont été décrits par quelques écrivains du temps, leur genre d'industrie s'appliquait à des objets différents, ils en recevaient des qualifications diverses. Il y en avait dans les villes qui s'installaient sur les places publiques, attirant la foule par des discours, on les nommait *agyrtœ*, amasseurs, assembleurs ; ils faisaient sans doute, comme de nos jours, le *boniment*, ils attiraient autour d'eux la plèbe, le bas peuple, les esclaves. D'autres que l'on nommait *circonforani*, se transportaient, ainsi que le nom l'indique assez, dans les foires et les marchés des villages. D'autres, en grand nombre, occupaient des boutiques couvertes d'inscriptions prétentieuses et alléchantes ; celui-ci purifiait le corps de toutes les humeurs, bile jaune, bile noire, atrabile ; un autre épurait le sang ; ailleurs, on promettait l'appétit et la gaîté à ceux qui les avaient perdus ; quelques-uns s'adressaient aux vieillards, aux paralytiques, leur offrant des forces et une nouvelle jeunesse ; le beau sexe n'était pas oublié et certaines enseignes leur annonçaient qu'ici l'on avait des arcanes pour conserver la beauté jusqu'à un âge avancé.

Le nombre de ces charlatans devint si considérable à Rome, la mortalité si grande, qu'on fut obligé d'ouvrir les yeux et d'arrêter dans leurs agissements ces indignes médicastres : par arrêt de l'édilité, ils furent tous à la fois chassés de la ville ; cette mesure, qui ne manque pas de porter le cachet d'un radicalisme assez prononcé, arrêta, dit-on, l'excès de cette mortalité.

Quelques aristarques de la science, confondant ou

de bonne foi ou à dessein les *empiriques,* terme sous
lequel ils sont désignés dans l'édit précité, avec les
médecins partisans de l'empirisme en médecine —
doctrine qui, dans les traités estimés, compta des médecins de grand savoir, ainsi que j'en ai donné l'explication au chapitre que j'ai consacré aux systèmes
et doctrines — n'ont pas manqué d'avancer qu'à une
époque déterminée, les médecins avaient été chassés
de Rome à cause de la mortalité qu'ils ne savaient
pas conjurer ou que leur pratique contribuait à produire. J'ai assez souvent entendu répéter cette sottise
pour que l'on me pardonne d'avoir saisi cette occasion d'en signaler la mauvaise foi ou la naïveté : je
termine cette petite digression en signalant à nos
jeunes législateurs ce vieil édit ; il a du bon.

Revenons au charlatanisme, ce moyen indélicat et
menteur destiné à faire des dupes. On le rencontre
un peu partout, depuis le palais de la Bourse où
trône Plutus, jusque dans le boudoir de cette Célimène de quarante ans, où il travaille à *réparer des
ans l'irréparable outrage;* fondant partout son empire ou sur l'ignorance ou sur la crédulité.

Nulle branche des connaissances humaines n'a autant été exploitée et mise à profit, par les charlatans,
que l'exercice de la médecine. Là, ils ont trouvé deux
auxiliaires puissants qui ont conspiré avec eux. D'un
côté, ce besoin irrésistible qui entraîne le malheureux qui souffre à se jeter dans les bras de celui qui
lui promet la santé avec le plus d'assurances et d'affirmations ; de l'autre, la nature elle-même qui, en

bien des circonstances, se charge de la cure opérée sans le remède du charlatan et parfois malgré lui, et fait à elle seule tous les frais de ses rares succès.

Aussi, est-ce d'abord à l'occasion de la médecine que la dénomination de charlatan, appliquée aux faux médecins, a été employée. D'où vient ce mot? Aucune étymologie n'est satisfaisante à cet égard. Parmi celles qui ont été proposées, voici, à mon avis, la plus acceptable : on dit que les premiers imposteurs qui firent métier de vendre des remèdes, allant de ville en ville et opérant sur les places publiques, sortirent d'un petit bourg non loin de Spolète, nommé *Cœretum*, d'où les Italiens auraient fait *ceretano*, charlatan ; peu importe au reste d'où ils viennent, l'essentiel est pour nous de savoir où ils vont. Tenons-nous en garde contre les charlatans de toute sorte, cette peste de l'honnêteté : charlatans d'affection, de dévouement, qui vous tournent le dos au moindre prétexte, charlatans de patriotisme dont l'ambition provoque si facilement les capitulations de conscience; charlatans des affaires ; charlatans des dividendes fictifs, etc.

Tâchons ici de nous occuper du charlatanisme médical et de le démasquer partout où nous le rencontrerons, afin de rester fidèle au seul objectif que nous ayons en ce moment, celui de satisfaire l'intérêt des populations pour lesquelles nous écrivons.

La science médicale étant la moins pénétrée, la moins connue de la multitude, est une de celles qui engendre le plus cette crédulité nécessaire à l'action du charlatanisme. Malheureusement, le corps médi-

cal lui-même n'est pas toujours aussi exempt de ce
travers qu'on devrait le désirer ; il n'est pas sans
exemple que, dans l'espoir d'un lucre plus facile,
quelques-uns de ses membres se laissent aller à des
pratiques que condamne, que repousse, avec une flé-
trissante énergie, l'immense majorité.

Le charlatanisme trouve donc, jusque dans les rangs
des ministres de l'art, des hommes assez cupides
pour que, oubliant toute dignité personnelle et professionnelle, ils se prostituent au public par des promesses verbales ou écrites, indignes du caractère dont
la société les a investis. On les verra quelquefois employer les réclames dignes des Tabarin ou des Bilbo-
quet pour en imposer à la foule, *auri sacra fames*.
Hélas ! quelle est la profession, parmi les plus respectées, qui ne soit affligée de pareils spectacles.
Osons mettre le doigt sur la plaie afin de la montrer
au public qui nous écoute.

Biot, de l'Institut, a fait du médecin, assez oublieux
de sa dignité personnelle pour user de manœuvres
réprouvées, un portrait plein de vérité. Après avoir
fait justement l'éloge du médecin qui, dans une mission *comme la nôtre*, doit, plus que tout autre, maintenir son esprit dans ce doute prudent et philosophique dont Descartes a fait le principe de toute
véritable science; il dit : « Le charlatan, au contraire, a besoin de dehors qui frappent le peuple et
qui préviennent l'examen. » Loin de s'adresser à des
juges éclairés, il les récuse, il les taxe d'une sévérité
exagérée, souvent même d'envie et d'injustice : c'est

à la multitude qu'il en appelle. Les annonces sont le théâtre éphémère où il établit sa renommée, il vante, il fait vanter hautement son mérite; il en parle continuellement avec assurance... Mais ne lui parlez jamais de discussion sévère, approfondie, jamais vous ne pourrez l'y réduire, il sait que, si on l'examine... il est perdu.

D'aucuns portent l'effronterie jusqu'à se vanter de leurs propres manœuvres. Le grand *Mead,* médecin de Georges II, affligé de voir un de ses confrères se livrer à un charlatanisme indigne de sa robe, lui conseillait un jour d'abandonner ce honteux trafic. « Combien pensez-vous qu'il passe d'hommes par jour dans la rue d'Hannover-Square? lui dit effrontément l'empirique. — Vingt mille, répondit Mead. — A quelle quantité estimez-vous le nombre de ceux qui jouissent d'un sens droit et d'un jugement sûr? — Cinq cents. — Le nombre sembla exagéré; ils convinrent à moins, puis se mirent d'accord à *dix.* Laissez-moi, dit alors le charlatan, lever sur les dix-neuf mille neuf cent quatre-vingt-dix, le tribut qu'ils me doivent, je ne m'oppose pas à ce que les dix autres vous accordent une confiance certainement bien méritée. » Heureusement, dans l'immense majorité des cas, les médecins n'ambitionnent que le seul fondement inébranlable d'une réputation méritée, c'est le jugement favorable de leurs confrères, assis sur l'estime et la considération. Au chapitre des livres de médecine, nous avons déjà flétri, comme ils le méritaient, ces médecins cupides qui livraient leur plume à de funestes spéculations de librairie.

Après avoir ainsi porté la lumière d'une critique sévère dans son propre camp, on est mis à son aise et plus autorisé pour continuer l'étude de cette question, poursuivre et démasquer le charlatanisme partout où il irait se dissimuler.

Commençons par signaler les empiriques qui s'en vont, sur les places publiques, débiter, à prix d'or, ces remèdes héroïques dont ils prétendent seuls posséder le secret. Se faisant passer pour médecins aux yeux de cette foule éblouie par le prestige de carrosses dorés et enluminés, donnant le vertige et entraînant le peuple à l'aide d'une musique assourdissante qui annonce au loin leur présence. Voyez-les débiter les poudres, les élixirs, les arcanes, les onguents, dont les moins mauvais sont tirés de quelque vieux formulaire pharmaceutique. Ecoutez-les vanter les effets surprenants de leur spécifique, ils produisent des centaines de certificats supposés qui tous attestent des cures merveilleuses... Le public, fasciné, se rue sur la drogue insignifiante, souvent inerte, quelquefois nuisible, et vide son escarcelle dans celle du charlatan avec une confiance inepte qui fait injure au bon sens le plus vulgaire.

On ne se rend pas facilement compte de ce qui peut, en ces cas, entraîner la crédulité publique à de pareilles amorces. Comment peut-on supposer que de pauvres hères comme ceux-là, s'ils étaient vraiment possesseurs de quelque remède efficace fussent obligés de se livrer à un pareil métier pour en trouver la vente ? Quelle fortune ne ferait donc pas, sans

être tenu à de pareilles exhibitions, celui qui posséderait un moyen sûr de guérir... la plus légère des
infirmités avec certitude! Si une pareille panacée
pouvait exister, ne fût-elle propre qu'à guérir la plus
insignifiante maladie, les cors aux pieds, le mal aux
dents... quelle fortune ne procurerait-elle pas à celui
qui en serait l'heureux propriétaire! Ne voit-on pas
que si cette arcane possédait une valeur certaine,
le secret, dont on prétend l'entourer, n'existerait pas
un seul instant! les moyens d'analyse que fournit la
chimie les aurait bientôt divulgués; les publications
médicales en emporteraient aussitôt au loin, à tous
les médecins, la composition, pas un d'entre eux ne
pourrait l'ignorer!

C'est vraiment pitié que de voir souvent, sur nos
places publiques, dans les foires de nos villages qui
réunissent nos populations rurales dissiminées, des
histrions audacieux, spéculant sur la simplicité de
ces braves gens, sur leur ignorance, réaliser en un
jour de grosses sommes d'argent, produites par la
plus dangereuse extorsion qui se puisse imaginer!

Mais j'ajouterai avec le même étonnement, comment se peut-il faire que l'administration civile et
judiciaire, armée par la loi contre de pareils abus, les
laisse se perpétrer sous ses yeux et souvent même
avec son autorisation? Nul n'a le droit de faire de
la médecine, de vendre des médicaments, sans être
pourvu du diplôme de médecin ou de pharmacien;
les lois de l'an XI, sur l'exercice de ces professions,
en font un délit important et punissent les infrac-

tions de peines et d'amendes. Donc, on ne peut donner l'autorisation de vendre une substance médicamenteuse, pas plus qu'on ne pourrait donner celle d'exercer la médecine au premier venu. Comment se fait-il qu'un pareil trafic, destructif au premier chef du bon sens public, autant que désastreux pour ce trésor inestimable qui se nomme la santé publique, puisse s'étaler aux yeux de l'autorité avec une pareille impunité?

Ne suffit-il pas que ces choses puissent se montrer au grand jour de la place publique pour que les foules se disent : si ces gens-là n'étaient pas capables, s'ils n'étaient pas utiles, si toutes les promesses qu'ils nous font étaient mensongères, on ne les laisserait pas agir en toute liberté. Elles savent qu'un filou qui leur volerait cinquante centimes serait traîné devant des juges; comment se rendraient-elles compte que l'on autorisât le vol le plus audacieux et le plus criminel qu'on puisse imaginer, s'élevant à des sommes très-importantes?

Je sais bien que, dans un grand nombre de centres considérables de population, où se trouvent des représentants de l'autorité instruits de leur devoir à cet égard, ces abus ont en grande partie cessé ; mais, dans les communes rurales, le mal que je signale aux autorités supérieures existe et apparaît bruyamment, avec tout son dévergondage, comme aux beaux temps des *Fontanarose,* des Charygni ; je signale itérativement à l'autorité supérieure l'existence d'un mal considérable et d'un impôt réel

frappé, par les charlatans, sur des populations ignorantes qu'on livre sans défense à leur avidité.

Il est un autre charlatan, beaucoup plus humble
dans ses allures, il s'en va seul, sans tambour ni
trompette, de village en village, et familièrement
de maison en maison, avec une balle d'osier sur le
dos, contenant, avec quelques menus objets de mer-
cerie, une certaine quantité de drogues, parmi lesquelles quelques-unes ont beaucoup d'activité. On
les nomme ici le *médecin,* le *passant,* plus rarement
le *mercier.* Ces gens-là pénètrent dans les habitations et, tout en offrant de menus objets de consom-
mation, ils ne manquent jamais d'observer si, dans
l'assistance, il n'y a pas quelque physionomie maladive. Ils proposent alors des médicaments dont ils
affirment l'infaillibilité, et, calculant sur le désir
plus ou moins manifeste qu'ils voient poindre de
l'acquérir, ils donnent à leur remède une valeur
curative et un prix plus ou moins élevé. S'ils jugent
que la confiance est complète, que le désir d'acheter
le remède est grand, ils tirent adroitement de leurs
dupes des sommes assez rondes, ainsi que je l'ai appris si souvent de la bouche des personnes victimes
de ces escroqueries.

Il arrive parfois de véritables et graves choses par
suite de l'emploi de certaines préparations. Je me
rappelle notamment le danger que fit courir, à deux
personnes de la même famille, l'emploi inintelligent
et intempestif de fortes doses de coloquinte que le
passant avait indiquées. Elles ne durent leur réta-

blissement qu'à un traitement énergique, auquel succéda une longue convalescence.

Je signale ici un des médicaments dangereux, que possède toujours ce colporteur qu'on nomme le médecin, ou le *passant,* par suite de l'emploi mal dirigé qu'on en fait quelquefois ; c'est une préparation mercurielle connue en pharmacie sous le nom de pommade citrine, à cause de sa couleur jaune, et destinée, autrefois surtout, au traitement de la gale. Ces marchands, n'ayant aucune idée de sa composition et de ses dangers, vendent cette pommade à telle dose que l'on veut et poussent aux quantités les plus fortes en vue du bénéfice. Puis les galeux, nombreux dans les campagnes où cette maladie pullule sous l'influence de la malpropreté, ne se doutant aucunement des précautions qui doivent présider à son emploi et des doses auxquelles on doit se borner, surtout chez les femmes et les enfants, se barbouillent à profusion de cette préparation. J'ai bien des fois constaté l'existence d'accidents graves produits par l'usage inintelligent de cette drogue.

Comme cet onguent est riche en mercure, si on opère les frictions d'une manière réitérée sur les parties du corps douées d'aptitudes très-absorbantes et riches en tissus glanduleux, comme le pli des cuisses, le creux de l'aisselle, le pourtour de la mâchoire inférieure, si surtout le malade est jeune et la peau délicate, il se produit alors de graves accidents : la figure se met à enfler, les joues deviennent douloureuses, la mâchoire et les lèvres gonflent énormément, une salivation fétide et abondante se produit, les gencives s'ulcèrent, les dents déchaussées branlent et souvent finissent par tomber... Il se produit en somme des accidents mercuriels de la plus haute gravité.

Que les habitants de nos campagnes se tiennent en garde contre de pareilles méprises ; qu'ils se pénètrent bien de cette vérité incontestable, c'est que ces empiriques de la plus basse espèce ne peuvent jamais être utiles, et ne peuvent que nuire ; qu'ils exposent leurs dupes à de réels dangers chaque fois qu'ils appliquent un remède au traitement de leurs maux ; que ces guérisseurs ne connaissent que le nom des médicaments ; ils ignorent les doses utiles et le danger qui peut résulter, en mille circonstances, de leur intempestive administration ; que, d'ailleurs, ils n'ont aucune donnée qui leur permette de juger de la convenance qui peut exister entre le médicament et la maladie qu'il s'agit de combattre.

Ce qu'il y a de certain, c'est la confusion que nos populations rurales ne manquent jamais de faire d'un empirique qui vend un remède, avec un médecin. Pour le *passant*, elle est complète. Nos malades nous disent très-naturellement. « J'ai déjà fait telle chose, un médecin m'a donné tel remède. » Si vous demandez le nom de votre honoré confrère, on vous répond : « C'était un *passant*. » L'assimilation se fait de même pour tous les médicastres qui, dans les campagnes, déploient leur pernicieuse industrie en vendant différentes substances.

Sans doute, dans les centres de quelque importance, il y a déjà moins de crédulité, la médecine et
le médecin y jouissent de l'estime à laquelle ils ont
droit. La majorité les connaît, les apprécie et s'y
confie. Mais, là encore, il y a une minorité qui,
comme la masse ignorante des villages, accorde, et
de préférence, une confiance entière à ces médicastres à poste fixe qui, dans beaucoup de hameaux, se
sont fait des réputations héréditaires.

Ceux-ci forment une nouvelle catégorie de charlatans. Ils habitent ordinairement de petits villages
ou des maisons isolées, lieux plus propices à leur
coupable industrie. La crédulité publique fait à certains de ces charlatans des réputations impérissa-
bles. Il en est un aux environs de *Saint-Hostien*
qui a légué un nom de guerre à sa lignée, plus
connue ici que celui de *Parmentier* qui, pourtant,
aurait bien quelques droits à la reconnaissance de
nos rustiques cultivateurs. Dans cette maison, deux
fois la ligne directe s'est éteinte ; peu importe au public fanatique ; le nom n'a pas plus changé que la
chose... Un neveu, un cousin suffit à ce *public ido-
lâtre :* à une époque même, il n'y a plus eu de mâle,
c'était un embarras ; une vieille tante a pris le
sceptre tombé en quenouille, élevant un petit M***
quelconque ; la loi salique n'existe même pas pour
ces dynasties.

Le procédé de ces dernières est invariablement
le même. Un parent, un ami vient consulter l'augure, celui-là délivre une botte d'herbes séchées qui

suffira à la cure ; le traitement dure huit jours. Le premier jour le paquet est plongé dans un pot d'eau, et porté à l'ébullition, c'est la boisson du jour. Le lendemain le même paquet doit bouillir pendant cinq minutes, le surlendemain pendant dix minutes, et ainsi de suite pendant huit jours, en augmentant l'ébullition de cinq minutes chaque fois.

Ce fameux paquet, que j'ai eu souvent l'occasion d'examiner, contient à peu près toute la flore qui peuple les tertres de cette région : on y trouve du lierre terrestre, de la bourrache, des caille-lait jaune et blanc, de la pulmonaire, de la digitale, du bouillon blanc, de la germandrée, le tout accompagné des différentes graminées qui croissent dans les champs, des dactyles, des primevères, de la folle avoine, du chiendent, de la pimprenelle. Pour se procurer cette poignée de plantes d'un assemblage si baroque, nos pauvres gens font quelquefois un trajet de dix lieues ! Heureux quand les hasards de la fauchaison n'ont pas fourré là une trop grande proportion de digitale, car alors il se produit de graves accidents comme il m'a été donné d'en observer plusieurs fois ! La plus amère critique que l'on puisse faire de la loi protectrice de la profession médicale, c'est l'impossibilité où l'on a été de faire cesser de pareils abus ; cette loi attend de nouveaux législateurs.

La série des charlatans est des plus riches dans le Velay et les provinces voisines ; aux variétés que nous avons citées, il faut en joindre bien d'autres Et d'abord les sorciers! Morts ailleurs, ils ont conservé ici toute leur influence, tout leur prestige. Il est peu de cantons qui ne possèdent quelque individu, homme ou femme, auquel on n'attribue la puissance occulte. On leur demande des conseils, des formules, on les consulte pour une foule de choses : pour le tirage au sort de la conscription ; pour exciter la sympathie dans l'un et l'autre sexe ; pour découvrir des bornes ; pour toutes les maladies quelconques. Ils jettent des sorts sur leurs ennemis, tarissent le lait chez les vaches de leurs voisins, font mourir les troupeaux ; quelques-uns sont réputés capables d'attirer les nuages et les orages ; en un mot, la croyance dans les *jettatores* est, assez généralement, aussi vive qu'à l'époque où de pauvres insensés, accusés de sortilége, avouant eux-mêmes leur puissance et s'accusant de méfaits imaginaires, étaient en grand nombre brûlés vifs, pendus ou noyés.

A cette époque, où la croyance aux sorciers, à leurs malifices, à leur puissance, était universelle, toutes les insanités cérébrales empruntaient quelque chose à cette épidémie, et le nombre de soi-disant sorciers en était considérablement accru ; aujourd'hui l'on voit, dans les maisons spéciales, l'aliénation mentale, réfléter les passions actuelles, l'orgueil, l'ambition de la fortune : de même, à cette époque reculée les différents troubles de l'esprit aboutissaient, pour la plupart, à cette forme de la folie, le sortilége.

Ce n'est pas précisément sortir de notre sujet que

de faire, à cet égard, une petite digression. Le père
Lebrun, dans son traité des superstitions, nous apprend qu'en 1600 la province de Labourd, qui est
dans le ressort du parlement de Bordeaux, se trouva
si fort infectée de sorciers que le roi Henri IV fit
expédier une commission — 1609 — aux sieurs *Des-
pagnet*, président à mortier, et de *Lancre*, conseiller, pour se transporter sur les lieux et faire le
procès aux coupables : ils en firent brûler six cents!!!
De nos jours, depuis l'affreuse affaire Tropmann, qui
a occupé tous les esprits, un grand nombre de cas
d'aliénation se sont produits, qui tous se rapportent
à ce monstre; l'un est Tropmann lui-même, un autre
se dit son complice, celui-là est poursuivi par ce
scélérat, cet autre est son confident, puis ceux qui
se croient parents, ceux qui ont vu, qui ont des ré-
vélations à faire... La série n'a cessé que longtemps
après la fin de ce procès.

Cette croyance si générale jadis, qui se perpétua
à travers le moyen âge jusqu'à Louis XIV, s'est
conservée encore parmi le peuple, dans beaucoup
de lieux. Elle est commune dans nos montagnes; la
cupidité en a profité pour fonder sur elle une industrie coupable. La plupart de nos sorciers ont
d'abord été sorciers sans le savoir, ils ont peu à peu
affecté des allures et une conduite mystérieuses, afin
de tirer parti de la puissance qu'ils se sont aperçus
qu'on leur attribuait gratuitement. Plusieurs personnes m'ont assuré avoir résisté aux sollicitations
de celles qui les assuraient qu'elles étaient *douées*
et voulaient le leur persuader.

Quand les sorciers sont consultés pour des malades, la plupart des moyens qu'ils conseillent sont
tirés des pratiques superstitieuses. Aux uns ils dictent des formules de prières connues; à d'autres des
attitudes diverses entre des cierges allumés et disposés en des figures scrupuleusement déterminées;
à ceux-ci un pèlerinage, un voyage à telle fontaine
dont les eaux magiques ou saintes ont la propriété
de divulguer si le malade doit succomber ou guérir :
en plaçant un linge ayant servi aux pansements sur
la surface du bassin, il doit enfoncer ou surnager; de
là des pronostics. A d'autres, des remèdes ridicules,
absurdes, dégoûtants, quelques-uns obscènes. Quel
obstacle opposer à ce mal? En est-il en dehors de
l'instruction des masses et des lumières d'un enseignement religieux éclairé? Je ne le pense pas. L'i-
gnorance et le préjugé, doublés de superstition, sont
irréductibles par les moyens ordinaires.

Il est un autre genre de charlatanisme moins fréquent dans nos campagnes qu'à la ville, auquel paye
tribut plutôt la bourgeoisie que le peuple; je veux
parler du magnétisme dit animal, ou somnambulisme.

Qu'est-ce que le somnambulisme? Tout le monde
sait que certaines personnes sont affectées d'une
singulière névrose du cerveau, qui a pour symptôme
de permettre à ceux qui en sont atteints l'accomplissement presque tout-à-fait intelligent, pendant
leur sommeil, des actes que l'on ne voit se produire
que pendant la veille, sans qu'au réveil le malade

en conserve le moindre souvenir. On a cru, quoique
fort à tort que, pendant cette espèce de sommeil
éveillé, la perspicacité de ces malades atteignait une
grande intensité, et cela parce qu'on les a vus cô-
toyer souvent un danger sans s'y précipiter, ce qui
provient, au contraire, de la sécurité que procure,
en ces moments, l'ignorance où sont ces malades du
danger qu'ils courent.

Voilà le point de départ de ce que l'on a nommé
le magnétisme animal, quand cet état singulier, au
lieu d'être maladif et spontané, est provoqué chez
une autre personne. C'est qu'en effet les magnéti-
seurs ont la prétention de le produire chez autrui
à l'aide de *passes*, de frictions, qui rappellent les
procédés à l'aide desquels on développe, dans les
cabinets de physique, l'électricité sur les corps idio-
électriques, ou les propriétés singulières des aimants.
On croit que les personnes plongées dans cet état
sont douées, par la volonté d'un tiers, d'un sommeil
tellement lucide, qu'en ces instants le magnétisé
somnambule peut voir à toute distance et à travers
tous les obstacles; entendre des conversations d'une
ville à l'autre; voire d'un royaume à un autre, de la
France dans l'Inde; pour lui le corps devient trans-
parent, le sein de la terre ne saurait avoir de secrets; il peut, en cet état, acquérir toutes les lumières, savoir la médecine qu'il ignorait pendant l'état
vigil; posséderait le pouvoir de formuler des prescriptions médicales qu'il avait toujours ignorées
jusque-là; en un mot, réunirait toutes les qualités,

toutes les facultés d'un esprit divin, la pénétration, la prescience, l'ubiquité, la possibilité de s'immiscer dans les opérations du cœur, de l'esprit, de la conscience !

Enoncer les prétentions du somnambulisme vaut mieux, à mon avis, que de le discuter ; n'est-ce pas en effet le vouer au jugement sévère et mérité que doivent en porter tous ceux qui n'ont pas juré d'incliner l'autorité de la raison devant le préjugé, ainsi que la réprobation d'une saine philosophie et de la véritable foi religieuses dont il serait la subversion la plus radicale, si l'on pouvait admettre un instant que la créature pût ainsi, par une effraction singulière, en pénétrer une autre, en usurpant l'attribut par excellence de la nature divine.

Eh bien, un grand nombre de personnes sensées se rendent chez les somnambules pour les consulter ; on fait plus encore, on confie à ces charlatans des étoffes, des tissus sur lesquels ils posent les mains, et qui, dès ce moment, acquièrent la propriété de guérir les douleurs de tous les malades qui s'en recouvrent ! Eux-mêmes tiennent magasin de ces flanelles toutes prêtes, magnétisées à l'avance pour les besoins de la vente quotidienne. Pour les personnes que la flanelle n'attire pas, on a des objets de luxe, des chaînes magnétiques, des anneaux contre la migraine, des bijoux chargés de fluides... à souhait ! O sottise humaine !

Ces pratiques ne manquent pas d'avoir de nombreux points de ressemblance avec le spiritisme :

d'abord il faut un *medium-incantator*. (Il y a toujours un compère dans toutes les jongleries). Il commande à une âme, à un esprit se manifestant sans le secours des sens; il vient, il se dégage, il obéit à la voix du maître!... Quelle est en définitive la raison d'être de pareilles insanités? Elles ont pour aliment l'infirmité de notre pauvre cerveau, pour but une curiosité malsaine, spasmodique, ou bien la cupidité; pour résultat la perturbation morale, le déraillement de la raison, dès lors privée, abandonnée par cet attribut si nécessaire, *le bon sens*, qui éclaire tout et qui en dernier lieu résiste, fût-ce contre certaines prétentions et affirmations scientifiques, à l'abêtissement en masse de l'humanité; moins il en reste et plus le charlatanisme exploite librement la société.

Voici venir maintenant un autre genre de charlatanisme qui a besoin d'être longuement exposé. Son étude est d'autant plus indispensable que des personnes sensées et instruites ne manquent pas de lui accorder une certaine confiance, tout en avouant qu'elles ne demanderaient pas mieux que d'être édifiées sur des faits au moins très-spécieux. Je veux parler des rebouteurs, renoueurs, rhabilleurs comme on dit ici. Une expérience de quarante années bientôt m'a mis à même de ne laisser, à cet égard, aucune obscurité, je ferai le jour sur cette question pour tous les yeux qui ne se refuseront pas à la lumière.

Voyons d'abord un peu l'histoire de ces charlatans que l'on retrouve partout, surtout en France. Remarquons que ces noms de rebouteurs, rhabilleurs, etc., rappellent, s'ils n'en sont synonymes, celui de raccommodeur. Dans beaucoup de professions, il y a une catégorie d'ouvriers qui ne fait pas le neuf et ne travaille que sur le vieux, sur les choses cassées. Le potier ne raccommode pas la faïence, le chaudronnier qui fabrique ne pose pas la pièce sans clou, la denteleuse ne raccommode pas la guipure, et ce titre de raccommodeur est si exclusivement attribué à ces gens-là que le public n'admet pas que le médecin, qui semble appelé à un plus noble ministère... lequel?... raccommode lès membres mis hors de service. Voyons l'origine de ce singulier préjugé.

Quand la chirurgie fut tombée dans les mains de l'ignorance, en suite de la règle appelée *abhorret a sanguine,* ainsi que je l'ai indiqué au chapitre *chirurgie,* des praticiens vulgaires se livrèrent à une spécialité, celle de rétablir les membres disloqués ou fracturés.

Primitivement, ces praticiens, ces rhabilleurs, renoueurs, n'étaient pas absolument dépourvus de certaines connaissances indispensables à ce genre d'opération. Quelques familles, connues par des succès, s'y étaient fait une réputation, sans doute bien exagérée par le peuple, mais, enfin, une réputation vraie. Ainsi on citait, à certaine époque, les *Valsajos* dans les Vosges, les *Jollans* dans l'Isère. Mais voici ce qui se pratiquait dans ces familles :

De père en fils, on habituait les enfants mâles, et

cela dès le jeune âge, à reconnaître les os du squelette; une fois cela acquis, à les assembler pour les
mettre dans leurs rapports normaux. Quand ils
pouvaient ainsi démonter et remonter pertinemment le squelette, on exerçait les jeunes gens aux
manœuvres du mannequin, sorte de poupée formée
d'un squelette articulé, recouvert d'une peau assez
élastique pour permettre aux liens articulaires ex-
tensibles de laisser s'étendre, jusqu'à luxation, le déplacement des pièces constitutives de l'article. On
comprend que ces grossiers, mais ingénieux exer-
cices donnassent une certaine idée des mécanismes
articulaires et permissent, en bien des circonstances,
à ces rhabilleurs, la réduction possible de dislocations simples, survenues chez les personnes atteintes par des accidents violents.

Voilà l'origine de cette petite chirurgie, voilà les
pères des rhabilleurs qui, aujourd'hui, pullulent
dans nos campagnes. Certes, les études sommaires et
les pratiques du squelette, que nous avons montrées
être tout le bagage d'instruction chirurgicale des anciens rhabilleurs, étaient loin de constituer une instruction notable ni de douer d'une grande habileté.
Quand on a quelque pratique de l'anatomie sur le
cadavre, quand on a beaucoup disséqué, on a
même quelque peine à admettre que les connaissances de l'anatomie sèche puissent rendre apte,
dans un bon nombre de cas; mais enfin, tels quels,
ils contenaient quelques-uns des éléments utiles à la
pratique.

Mais si nous examinons l'instruction des rhabilleurs
qui foisonnent de nos jours, que constatons-nous?
D'abord une ignorance absolue, complète en toutes
choses, ils ne possèdent même pas les premiers éléments de l'instruction primaire ; ils n'ont de leur vie
épelé un méchant mot d'anatomie ; n'ayant pas
même une idée lointaine, fugace, une tradition
même erronée de ce qui constitue une articulation.
Presque tous ces hommes sont paresseux, ivrognes,
déclassés. On voit qu'ils ont cherché, dans la comédie qu'ils jouent, le moyen de satisfaire leurs goûts
de sensualité et leur fainéantise : j'en connais quelques-uns, aucun d'eux ne fait exception. Au reste,
il faut que ces habitudes vicieuses soient bien impérieuses aussi, car le métier, au fin mot, n'est pas
bien lucratif et de plus attire, de temps en temps, à
ceux qui s'y livrent, des démêlés sérieux avec la
justice qui, outre qu'elle leur défend un manége illicite et prévu par la loi, leur demande compte
parfois des nombreuses infirmités qui résultent de
leurs stupides pratiques.

Il existe deux variétés bien distinctes parmi nos
rhabilleurs, ceux qui prétendent remettre les membres à l'aide de manœuvres naturelles et ceux qui
rhabillent *du secret ;* ces derniers se contentent de
passer la main sur le membre malade, ils marmot-
tent quelques phrases inintelligibles et l'on s'en retourne rhabillé ; ce ne sont pas ceux qui comptent le
moins de succès. Ils rentrent dans la catégorie des
sorciers, nous n'y reviendrons pas.

Les premiers se livrent, au contraire, à de grandes manœuvres sur les membres luxés ou fracturés ;
ils tirent à outrance et en tous sens, ploient, retour-
nent, compriment, étirent, élèvent, frottent, abais-
sent, malaxent, sans rime ni raison, ces pauvres
membres endoloris, soit par un véritable accident,
soit par toute autre cause; c'est d'eux seuls que
nous nous occuperons ici.

Deux genres d'accident peuvent se produire sur
les membres à la suite de violences, et être soumis
aux manœuvres de ces jongleurs en sabots, ce sont
les luxations et les fractures. Dans le premier cas,
ce sont les extrémités des différents os qui constituent une articulation qui ont changé de rapports ;
dans les seconds, c'est le corps de l'os qui, dans sa
longueur, a été cassé

Pour qu'un membre qui a été cassé soit rétabli,
il faut, non-seulement que les extrémités de l'os
brisé aient été remises en rapport, mais qu'elles y
soient maintenues, dans un contact parfait, à l'aide
d'appareils exacts, puissants et doux en même
temps, afin que leur action, qui doit être continue
pendant des mois entiers, ne devienne pas la source
de douleurs intolérables, d'accidents graves et d'ex-
coriations inévitables sans cela.

Dans ce but, les plus habiles en chirurgie, inspi-
rant les mécaniciens ingénieux, ont imaginé et construit en commun des appareils admirables qui
répondent aux besoins des cas si multiples, si divers, de ce genre d'accident, la fracture. Aussi est-

il rare que les rhabilleurs soient appelés dans ces cas, les blessures sont si graves que l'épouvante se produit. Le rhabilleur, qui sait bien son incapacité, se dissimule, invoque la crainte d'être recherché à cause de la divulgation forcée qui s'attache à un fait aussi important; la famille, trop effrayée elle-même, se réfugie derrière la responsabilité médicale : habituellement les choses se passent ainsi.

Néanmoins, il arrive parfois que l'on va, même pour une fracture, chercher un rhabilleur, dans les cas simples, sans plaie ni épanchement de sang. J'ai été appelé à connaître de ces circonstances, dans un certain nombre de cas de ce genre, parce que, au bout de peu de jours, on vient forcément chercher le médecin, tant les douleurs sont intolérables, par suite de la non coaptation des bouts osseux qui continuent à piquer et lacérer les chairs intérieures, et de la brutale imperfection de l'appareil appliqué par l'empirique.

Cet appareil n'a pas coûté beaucoup de frais d'imagination, il est toujours le même, le voici : étant donné une jambe cassée, le rhabilleur, agissant comme le font les femmes de la campagne pour la jambe d'une poule, prend quatre baguettes ou planchettes étroites, il les place aux quatre côtés du membre, prend ensuite un long ruban de fil roux, appelé ici chevillière, qu'il enduit de poix ou de thérébentine, et serre le tout par des tours circulaires, comme on ficelle le saucisson cru.

C'est après trois ou quatre jours de l'emploi de cet

13

appareil calédonien que les douleurs les plus affreuses arrachent aux malades des cris atroces et incessants, et qu'en *désespoir de cause,* on va chercher le médecin. Si l'on a un peu trop attendu pour cela, on trouve, en arrivant, le membre entièrement gangrené, car un membre atteint de fracture gonfle beaucoup pendant les premiers jours. Si, dès le début de l'accident, on applique un pansement ou appareil circulaire inextensible, ce gonflement produit une pression énorme qui se répercute de l'appareil sur le membre et fait obstacle à la circulation, d'où naît la gangrène de toutes les parties comprimées; il ne reste plus alors d'autre ressource que l'amputation. Je l'ai pratiquée plusieurs fois en ces circonstances.

Voici un cas, entre autres, qui montre jusqu'où peut aller l'aveuglement et le préjugé : Un meunier s'était cassé la jambe en trébuchant dans son usine. Un rhabilleur avait appliqué l'appareil déjà décrit. Après quatre jours, les douleurs étaient devenues si grandes, que les cris du pauvre meunier remplissaient le petit hameau qui entourait le moulin. On s'émeut, on vient me demander. Je trouve les morceaux de bois disparus, noyés dans l'épaisseur des chairs où les liens circulaires les avaient poussés; toute la jambe, noire et fétide, était en gangrène. Il fallut amputer. Le rhabilleur fut condamné à deux mois de prison. A l'audience, où les parents avaient été appelés comme témoins, se trouvait la femme de l'amputé qui, après avoir décrit les faits de l'intervention du rhabilleur, ajoutait en pleurant : « Si l'on avait laissé mon mari

tranquille — lisez : Si l'on n'avait fait intervenir le
médecin — il aurait peut-être encore sa pauvre
jambe ! »

A la rigueur, on comprend cette ténacité rétive du
préjugé, quand c'est l'ignorance qui l'a engendré et
l'entretient ; mais, je ne comprends plus quand j'entends des personnes éclairées et fort instruites partager cette erreur. Nous verrons plus loin les raisons
sur lesquelles elles s'appuient ; la discussion, à cet
égard, sera complète. Nous les réduirons sans peine
à néant, si peu qu'on veuille rester avec nous dans la
bonne foi.

Mais, auparavant, passons à la question des luxations. Qu'est-ce qu'une luxation ? Une luxation suppose une jointure ou articulation. Chaque jointure se
compose au moins de deux os, souvent de trois, il y
en a de quatre ; ces os glissent réciproquement sur
leurs surfaces mutuelles ; ils sont maintenus en contact par des liens puissants de substances très-résis-
tantes, qui joignent à beaucoup de solidité une sou-
plesse très-grande. Les jointures, comme tous les
mécanismes articulés, n'ont qu'une certaine étendue
de jeu, il en est ainsi dans les charnières en général ;
si une cause violente les pousse au delà de leur mobilité naturelle, les liens fibreux qui les retiennent
cèdent en se déchirant, pendant que les surfaces qui
constituaient l'articulation changent de rapports.
Voilà ce que l'on nomme une luxation, un membre
démis. Comme on le voit, il n'y a ici rien de cassé, il
n'y a qu'un déplacement.

Chaque jointure a un mécanisme particulier qui est le résultat d'une conformation destinée à un certain but. Quelques-unes ne peuvent fléchir que dans deux sens, d'autres sont, en outre, douées d'un mouvement rotatoire ou orbiculaire. Il résulte de là que la violence qui se produit pendant le déplacement peut agir dans différentes directions et produire des dislocations diverses. Ainsi, l'os déplacé peut l'être en bas ou en haut, en dehors et en dedans, en bas et en dedans, en haut et en dehors, en avant ou en arrière, etc.

Pour replacer dans son rapport normal cet os chassé de sa place ordinaire, il faudra donc d'abord, en palpant à travers la peau et les chairs tuméfiées savoir diagnostiquer très-exactement à quel mode de déplacement on a à remédier. Si l'os est déplacé en bas, il faudra le diriger en haut; s'il est déplacé en haut, il faudra l'attirer en bas; s'il l'est en dehors, il faudra repousser en dedans et ainsi de suite. Pour chaque genre de déplacement, il faudra un manuel particulier. Chacun comprend que la moindre erreur sur la situation actuellement vicieuse de l'os démis rendrait, non-seulement vaines, mais fort dangereuses, toutes les manœuvres, toutes les tentatives de réduction. Si, quand il faut faire effort en bas et en dedans, vous agissez dans le sens contraire, en haut et en dehors, ou seulement en bas et en dehors, vous achevez de déchirer l'articulation sans espoir d'aboutir à la réduction.

Se rend-on bien compte des difficultés que présen

tent ces sortes d'opérations, soit pour le diagnostic,
déjà bien difficile, soit dans le choix du manuel à
employer? Mais, ce n'est pas tout. Chaque surface
articulaire, dans les nombreuses jointures, a une
forme différente : les unes sont planes, les autres creu-
ses, d'autres ont la forme de poulies, quelques-unes
sont crochues, il y en a qui sont formées par une
boule roulant dans une cavité. De plus, les liens qui
unissent ces surfaces étant divisés ou franchis par
la portion déplacée, offrent de nouveaux obstacles à
sa rentrée. Pour savoir les éviter, il faut les prévoir
et les connaître. De toutes ces circonstances, il résulte la nécessité de manœuvres, de mouvements
de traction très-divers, très-variés. Il faut, pour ra-
juster ces mécanismes, les connaissances les plus
exactes, les plus délicates, solidement acquises par
des études cadavériques, le scalpel à la main, pendant de longues années. Il faut, comme on le sait et
le dit à l'Ecole, avoir oublié son anatomie trois fois
et l'avoir apprise six, pour la savoir pertinemment,
et sans elle, on peut le comprendre, d'après ce que
nous avons dit, on ne saurait vaincre les difficultés
et aboutir au moindre résultat.

Comment alors cette croyance au rhabilleur peut-
elle se comprendre de la part de personnes possédant
un jugement rendu libre par une instruction notable?
Et non-seulement cette foi aux rebouteurs, mais, ce
qui passe toute compréhension, à l'exclusion des médecins qui, disent-elles, ne savent pas ces choses-là!!!
Cet homme ignorant qui, de sa vie, n'a vu l'intérieur

d'une articulation, qui prendrait mal au cœur à la porte d'un amphithéâtre, qui n'a pas l'idée la plus élémentaire d'un os humain, se livrerait à un art pour lequel son intelligence est frappée de cécité absolue et en dénouerait les difficultés avec l'adresse d'un prestidigitateur?

Quand on demande à ces personnes nourries de ce préjugé le motif de leur confiance, elles font des efforts inouïs d'imagination pour défendre leur thèse; elles nous disent : d'abord, ce sont des gens qui ont un *don* particulier; qu'est-ce que cela? Le don de savoir ce que l'on n'a jamais appris sans doute? Le pouvoir de connaître ce qu'on n'a jamais vu? L'aptitude à bien faire ce que l'on n'a jamais pu apprendre à faire? Mais, tout cela, c'est le comble de la déraison. Laissons les sorciers, les dons héréditaires à la foule. Dieu seul peut de rien créer quelque chose, mais l'on ne suppose pas, j'espère, qu'il se met à la discrétion de ces pauvres hères pour leur déléguer sa puissance chaque fois qu'il leur plaît de la requérir !

Vous insistez; on ajoute alors : mais la longue habitude peut créer des aptitudes. Certaines personnes nous étonnent en faisant très-bien ce qu'on leur a peu appris, pendant que d'autres apprennent beaucoup et longtemps, sans jamais bien faire. La belle découverte! Hé! sans doute, il y a des différences d'aptitude, mais la question n'est pas là. Il s'agit de répondre à ceci : peut-on savoir ce qu'on n'a jamais appris. Peut-on connaître la physique, la mécanique

sans l'avoir apprise, la chimie sans posséder les réactifs, les couleurs si l'on est aveugle, les sons si l'on
est sourd, l'horlogerie si l'on n'a jamais vu, monté
et démonté des horloges ou des montres? l'anatomie
sans avoir disséqué les cadavres ou étudié des mo-
dèles? Or, parmi ces rhabilleurs, je n'en ai pas rencontré un seul qui sût lire.

Mais nous l'avons déjà dit, dans notre préface, il
est peu d'argument capable de battre en brèche un
préjugé; on revient d'une erreur, on meurt avec un
préjugé. Pressé de répondre, à bout de mauvaises
raisons, on finit par la grande justification en vous
disant : « Je ne sais, mais ces gens-là réussissent et
il faut bien se rendre à l'évidence. » Oui, il faut toujours se rendre à toute évidence, quand la raison ne
vous crie pas : « Casse-cou, » car, lorsque cette sublime faculté jouit de toute sa liberté d'action — et,
en ces matières, nous ne saurions nous égarer. —
Il faut qu'elle soit satisfaite ; vous devez en ce cas
vous défier de l'évidence même, accuser vos sens et
l'illusion plutôt que d'abdiquer l'autorité de la
raison.

Nous convenons qu'ici, pour les personnes étrangères à l'art, l'illusion peut être poussée très-loin, et
nous allons étonner plus d'un lecteur en affirmant
que, sur cinquante personnes rhabillés, il y en a bien
quarante-huit qui guérissent. Expliquons-nous, et
apprenons ce qui se passe dans ces cas, de manière à
ne laisser subsister aucun doute dans l'esprit des personnes que ne subjugue pas tellement le préjugé,

qu'elles consentent à examiner avec attention les explications de ce fait.

Chaque fois qu'un habitant de la campagne souffre, pendant quelques jours, d'une douleur articulaire survenue à la suite d'un coup, d'une violence, fût-elle même légère, il ne manque jamais de dire : « Je dois avoir quelque chose de démis. » Toute entorse du pied ou du poignet, tout étirement brusque d'articulation, laissant une douleur persistante pendant quelque temps est attribué à un déplacement. Il y a plus, si une douleur quelconque se montre dans une jointure, ou même dans la continuité d'un membre, sans être le résultat d'un choc ou d'un effort ayant porté la partie malade au delà de son extensibilité ordinaire, une douleur musculaire ou rhumatismale par exemple, nos braves cultivateurs ne manquent pas de se croire luxés et vont trouver le rebouteur. Ils ne s'étonnent nullement de ce qu'ils pourraient s'être démis une épaule ou un pied sans en avoir conscience et vous disent très-simplement : « Je me serai démis sans m'en apercevoir. »

On ne se fait pas une idée de la solidité des mécanismes articulaires, il faut une très-grande puissance d'action pour opérer une luxation. Le public croit, au contraire, que les jointures se dérangent souvent, avec la facilité d'une pendule. Vous leur représentez vainement que les luxations ne s'opèrent que très-difficilement, qu'au moment de leur production on éprouve une douleur atroce, ils vous répondent, *si je ne suis pas entièrement démis, je me serai fait sauter quelque aiguille !* Je n'ai jamais pu comprendre ce que l'on veut désigner en parlant de ces aiguilles, mais c'est la phrase consacrée par les rhabilleurs ; toutes les fois qu'un malade se rend auprès d'eux, en indiquant une simple douleur peu intense, le charlatan rural dit au patient : Vous avez une, deux, ou trois aiguilles de *sautées,* et il les replace. Je ne serais pas étonné que cette singulière supposition de l'existence de corps assez menus dans les articulations, pour porter le nom d'aiguilles, ne fût pour beaucoup dans l'idée que se fait le peuple de la fragilité de la machine humaine.

Ce n'est pas tout encore ; outre cette surprenante supposition d'aiguilles quelconques dans les jointures, les malades et les rhabilleurs s'entendent très-bien pour parler de *nerfs sautés,* de *cordes déplacées* et autres suppositions baroques qui feraient de chaque articulation une espèce de boîte à musique.

Quant aux violences qui s'exercent sur le tronc, elles donnent lieu à la croyance des *côtes enfoncées.* Chaque jour vous entendez dire : « Un tel a eu deux, trois, quatre côtes enfoncées, » on vous le dit dans le monde, vous le lisez écrit par des littérateurs : « On lui a relevé plusieurs côtes enfoncées. » Il est très-difficile de convaincre, non-seulement les gens simples, mais les personnes instruites qu'on ne peut pas s'enfoncer les côtes. Pourtant, qu'on y réfléchisse un instant : ces os que l'on nomme

. les côtes forment autour du tronc un cercle complet, soudé en avant avec l'os de la poitrine nommé *sternum*, en arrière avec la colonne vertébrale, c'est donc un cercle complet, résistant, élastique. Ce cercle, comprimé par une violence quelconque, revient immédiatement sur lui-même comme le ferait tout cercle jouissant d'élasticité ; il reprend sa forme normale, d'autant plus facilement que les viscères qu'il recouvre poussent naturellement de dedans en dehors.

Par conséquent, on ne saurait être appelé à *relever* des côtes enfoncées! Que, si on supposait cette grande cage, qu'on nomme la poitrine, assez peu élastique pour se laisser enfoncer, se laisser cabosser comme un vil fer-blanc, sans pouvoir reprendre sa forme d'elle-même, nulle main ne saurait la lui rendre! En effet, il faudrait, pour que cela fût possible, agir de dedans en dehors, repousser en dehors le cabossage; mais il n'y a pas d'ouverture à la poitrine pour permettre à la main d'y pénétrer et accomplir cette manœuvre! C'est évident, c'est de la démonstration plus qu'élémentaire, et l'on se sent tout surpris d'être obligé de signaler de pareilles erreurs à des personnes instruites.

Il ne peut donc y avoir de côtes enfoncées, mais il arrive quelquefois qu'à la suite d'une pression excessive, une ou plusieurs côtes se trouvent fracturées, cassées, le cercle a cédé en un point. Dans ces cas même il n'y a pas d'enfoncement, parce que la poitrine, étant pleine d'organes mous qui se dilatent

à chaque inspiration, le cercle se relève et les deux
bouts fracturés sont ramenés en place ; il n'y a plus
qu'une manœuvre utile en ces cas, c'est d'appliquer
une ceinture qui les maintienne immobiles.

On peut comprendre maintenant ce que nous avons
dit au commencement de cette discussion : que, sur
cinquante personnes *rhabillées*, il y en a quarante-
huit qui guérissent, oui, qui guérissent de quelque
coup insignifiant, de quelque légère entorse, de douleurs musculaires fugaces, de légères atteintes rhu-
matismales, de contusions sur la poitrine, ne pouvant, en aucun cas, produire un déplacement, en
un mot de toute douleur produite par un coup quelconque, ou même se produisant spontanément par
suite de maladie ; car toutes ces choses guérissent,
en plus ou moins de temps, par les seuls efforts de
la nature, et elles eussent souvent guéri bien plus
tôt, laissées à elles-mêmes. Les manœuvres auxquelles se livrent toujours les rhabilleurs, en tirant et tor-
turant le membre dans toutes les directions, aggravent ces situations et prolongent nécessairement
d'un certain temps, la guérison spontanée qui devait
se produire au bout de peu de jours.

Le temps qui s'écoule entre les manœuvres ineptes
du charlatan et la guérison est quelquefois assez
long, ainsi qu'il arrive quand la cause est rhumatismale, mais, au bout d'un an ou deux, le malade se
le rappelle-t-il ? Non, et l'on vous dit cette phrase
toute faite : « J'étais démis et j'ai été si bien rhabillé,
que, *de suite*, j'ai pu marcher et que jamais je ne

me suis ressenti de cet accident. » Voilà comment
on rhabille si habilement les os, les aiguilles, les nerfs,
les cordes !...

Mais, pourquoi sur cinquante malades qui se rendent chez le rebouteur, n'y en a-t-il que quarante-
huit qui guérissent? Ah ! c'est que, sur le nombre de
cinquante, il y en avait réellement deux de luxés !
De ces deux cinquantièmes, la moitié revient chez le
médecin après quelques jours de souffrance ; s'il
n'est pas trop tard, nous réduisons la luxation ; l'autre moitié persiste à souffrir; au bout d'un temps,
il se forme une ankylose ou une fausse articulation,
et le malade reste estropié à jamais. Voilà la vérité
sur les rhabilleurs, voilà la source de leurs succès ;
qu'on en croie bien mes quarante ans de pratique
rurale, la sincérité de cette étude, l'exactitude de
mes observations.

Réfléchissons encore ensemble, chers lecteurs, sur
le préjugé du rebouteur. Si la quantité de malades
que l'on voit accourir quotidiennement chez ces rhabilleurs, qui sur un âne, cet autre en béquillant, celui-ci le bras en écharpe, cela régulièrement, pendant tout le cours de l'année ; si, dis-je, ces gens-là
étaient luxés, il faudrait que notre mécanisme fût
aussi fragile que celui d'une montre! Au contraire,
on se rend parfaitement compte de ce nombreux
concours, quand on est au courant de ce que j'ai exposé.

Entre une foule d'anecdotes que je pourrais donner à l'appui de ce que j'ai divulgué, j'en veux ci-

ter une que je pourrais nommer un exemple *frappant :*

Un beau garçon de 25 ans, appartenant à une famille aisée de cultivateurs, était atteint d'une dou·
leur à l'épaule droite et alla se faire rhabiller ; on ne
manqua pas de lui dire qu'il s'était fait sauter quelques aiguilles, le rhabilleur lui tortilla le bras, puis
l'assura qu'il était remis. Cependant, la douleur persistant, le jeune homme retourne auprès de son rhabilleur au bout de quelques jours. Ce dernier lui dit
qu'il s'était de nouveau dérangé et le rhabilla de re-
chef; la douleur persistant, et la foi aussi, le malade
revient auprès du rebouteur qui lui tient le même
langage et l'instrumente de nouveau, même résultat.

Impatient, il se décide enfin à venir nous trouver,
et nous prie de lui réduire son épaule *dérangée*. Un
succinct examen nous prouve qu'il est atteint d'un
rhumatisme local et qu'il n'y a rien de luxé. Grand
fut l'étonnement du malade, il se décide alors à nous
raconter ses rapports avec le rhabilleur, qu'il accusait
simplement de maladresse, se refusant à croire qu'il
ne fût pas démis, puisqu'on lui avait dit que plusieurs aiguilles étaient sautées. Nous eûmes quelque
peine à le convaincre; cependant il consent à faire
le traitement que nous lui prescrivons. Quinze jours
étaient à peine écoulés quand il vint nous annoncer
sa guérison. Il nous demanda de nouveau avec in-
sistance, si nous étions bien convaincu qu'il n'avait
jamais eu de luxation, ce que nous pûmes sans peine
lui affirmer.

A quelque temps de là, c'était un jour de foire dans le village, ledit rhabilleur avait l'habitude de s'y rendre pour se livrer à son industrie ; son cabinet était la salle d'un cabaret. Notre jeune homme, excité peut-être par quelques libations, va trouver le rebouteur qui, en le voyant entrer, lui dit : « C'est toi, mon gars, je gage que tu t'es encore dérangé l'épaule. — C'est bien possible, lui est-il répondu, voyez un peu. » Le charlatan examine et assure de nouveau qu'il faut remettre plusieurs aiguilles.—« En êtes-vous bien sûr ? lui dit le jeune homme. — Certes oui, et tu vas voir, ce sera lestement fait, donne-moi le bras. » A ce moment, le faux malade étend en effet le bras, mais c'est pour envoyer un si rude soufflet à l'artiste aux aiguilles qu'il s'en va rouler sous la table, aux grands éclats de rire des camarades, amenés là pour être témoins de la chose.

Si l'esclavage de ce préjugé retenait encore dans le doute quelques esprits, après ce que nous avons exposé, nous leur dirions : expérimentez vous-même, allez, un peu courbé et l'air dolent, présenter au rhabilleur votre torse, et demandez si vous ne vous seriez pas dérangé quelque chose vers l'estomac, il vous sera imperturbablement répondu : « Vous vous êtes décroché l'estomac. » Il paraît que l'estomac s'accroche et se décroche ! Plaignez-vous au pied, à la main, au dos, au coude, au genoux... vous serez invariablement démis : ici ce sera l'os, là une aiguille, ailleurs un nerf... l'expérience est facile. Je garantis les résultats prévus par moi.

En terminant cet article sur le rhabilleur, j'é-
prouve un besoin que je manifeste ici très-franche-
ment, c'est celui de pouvoir penser que l'on accordera
une confiance entière aux affirmations éminemment
autorisées des hommes de l'art en pareille matière, et
que les lignes que nous avons consacrées à dénoncer
une profonde erreur ne seront pas entièrement perdues.

Pour terminer et compléter le chapitre sur le charlatanisme médical, j'aurais à parler encore de ces
personnes qui, dans les petites localités — souvent,
du reste, avec désintéressement — usurpant dans une
trop grande proportion sur le ministère du médecin,
se font une réputation de médicastres ; droguent, du
matin au soir, tous les malades de la paroisse et as-
sument souvent une lourde responsabilité. Mais, ici,
les nuances deviennent délicates. Il serait plus facile
de dire où il faut s'arrêter, que de prévoir toujours
jusqu'où on peut aller. Tout le monde ne se mêle-
t-il pas un peu de donner des conseils? La médecine
ressemble à un champ moissonné où tout le monde
aurait le droit et se donne, en tout cas, le plaisir de
glaner pour faire hommage de sa cueillette ; vouloir
parfaitement discerner ce qui est vraiment tombé de
la main du moissonneur dans le domaine commun
est parfois difficile. Arrêtons-nous dans cette recherche, tout en signalant que la manie de donner des
conseils sur les questions de santé est si générale,
qu'on pourrait presque la qualifier de commune, e
que la réserve est bien faite pour tenter les pers o n
nes distinguées.

Cette habitude a été de tous les pays et de tous les temps, nous allons en trouver la preuve dans une anecdote de *Laurent Joubert* où je la copie textuellement.

« Le duc de Ferrare, *Alphonse d'Este*, mit un jour en propos familier de quel métier il y avait le plus de gens. *Gonelle*, son bouffon, dit qu'il y avait plus de médecins que de toute autre espèce, et gage contre le duc, qui rejetait cela bien loin, qu'il le prouverait dans les vingt-quatre heures.

« Le lendemain, Gonelle sort de son logis avec un bonnet de nuit et un couvre-chef qui lui bandait le menton et son manteau haussé jusqu'aux oreilles. En cet équipage, il prend la route du palais. Le premier qu'il rencontre lui demande ce qu'il a, il répond : un mal enragé de dents. — Ah ! mon ami, dit l'autre, je sais la meilleure recette du monde contre ce mal, et la lui dit. Gonelle inscrit son nom sur des tablettes faisant semblant d'écrire la recette.

« A un pas de là, il en trouve deux ou trois ensemble qui font interrogation et chacun lui donne un remède, il écrit leurs noms comme le premier. Et ainsi, parcourant son chemin tout bellement le long de la rue, il ne rencontre personne qui ne lui donne une recette différente, chacun lui disant que la sienne est la meilleure, qu'elle est infaillible. Il écrit le nom de tous.

« Parvenu à la basse-cour du palais, le voilà environné de gens qui, après avoir entendu son mal, lui donnèrent force recettes que chacun disait être la meilleure du monde. Il les remercie et inscrit leurs noms aussi. Quand il entre dans la chambre du duc, Son Excellence lui cria de loin : — Eh! qu'as-tu, Gonelle? — Mal de dents le plus cruel qui fut jamais.

« A donc Son Excellence lui dit : Je sais une chose qui te fera incontinent passer la douleur, encore que la dent fût gâtée; messer Antonia Musa Brassavola, mon médecin, n'en pratique jamais un meilleur; fais ceci et cela, incontinent tu seras guéri. Soudain Gonelle jette bas sa coiffure et tout son attirail, s'écriant : — Et vous aussi, monseigneur, êtes médecin; combien d'autres j'en ai trouvé depuis mon logis jusqu'au vôtre. Voici mon rôle : il y en a près de deux cents, et si je n'ai passé que par une rue, je gage d'en trouver plus de dix mille en cette ville, si je veux aller partout. Trouvez-moi autant de personnes d'autre métier. — Le duc avoua que Gonelle avait gagné. »

Encore aujourd'hui, je parierais pour Gonelle contre le duc.

CHAPITRE VIII.

Des erreurs du public dans les maladies en particulier.

~~~~~~~~

§ **1.** — Le sujet que nous allons traiter dans ce chapitre serait inépuisable, si l'on voulait s'occuper de toutes les erreurs qui se débitent, soit dans l'appréciation erronée que fait le public de l'affection dont il parle, soit des remèdes que la crédulité, l'ignorance et la tradition ont prônés à diverses époques ou dans chaque pays.

Ici, comme dans les différentes questions que nous avons successivement examinées, nous trouvons presque également l'erreur ou la prévention dans toutes les classes de la société. Si, dans les régions les plus ignorantes, les préjugés, les formules des recettes, ont un cachet de plus en plus étrange, cela se trouve compensé par une soumission plus absolue aux conseils du médecin, quand on se décide enfin à y avoir recours.

Si vous interrogez un malade dans le monde ou à

la campagne, vous observez cette différence, c'est
que le premier vous répondra surtout par ce qu'il
pense de son mal, il cherchera à vous gagner de suite
à ses propres théories ; le second, plus avisé, ne veut
parler que de ce qu'il sent ; mais il est rare, qu'ici
ou là, vous ne puissiez constater que l'on s'est d'a-
bord drogué, comme on dit, ou que l'on ait mis en
pratique une de ces médications recommandées par
les empiriques de mauvais aloi.

Dans l'impossibilité où nous serions de faire une
revue de toutes ces pratiques, de tous ces préjugés,
de toutes ces habitudes traditionnelles, nous nous
attacherons à faire connaître les erreurs populaires
qui sont plus particulières à nos départements.

Dès avant la naissance, pendant que l'enfant repose encore dans le sein maternel, il peut être atteint
de plusieurs maladies ; les unes ordinaires à l'espèce,
les autres propres à l'enfant pendant la vie intra-ma-
ternelle. Ce sont surtout ces dernières qui donnent
naissance, soit à des difformités qui sont dues à un
arrêt de développement, de telle ou telle partie, soit
à des altérations de la peau pendant sa formation.

Quand un enfant vient au monde avec des irrégu-
larités de sa surface, consistant tantôt en proéminences
de formes diverses, tantôt en taches de couleur et
d'aspect bizarres, les unes recouvertes de poils imitant la fourrure de certains animaux, les autres af-
fectant des formes extraordinaires, on est dans l'habitude d'attribuer ces imperfections cutanées à des
sensations maternelles, éprouvées sous l'influence

d'une frayeur vive ou d'un désir semblable : aussi, les connaît-on généralement sous le nom *d'envies*.

Ces taches, ces aspérités, ces végétations sont de formes très-variées, mais très-irrégulières, et le plus souvent c'est au préjugé, au besoin que l'on a d'y obéir, en faisant des comparaisons, que l'on doit ces affirmations de ressemblances qui ne sont rien moins qu'exactes.

La couleur de ces taches peut être de toutes les nuances qui dérivent du rouge et du noir ; elles sont ou brunes, ou livides, ou rouges, ou noires, ou bleuâtres, violettes, jaunâtres, multicolores. Elles ont des formes indéfinies que l'imagination ne manque pas de rapporter aux impressions reçues. Si la tache est rouge et arrondie, c'est une envie de cerise ; si elle est répandue en nappe, c'est du vin ; si ces taches sont bleues, se sont des mûres ; violettes, des figues ; si elles sont groupées et roses, se sont des fraises, des framboises, des groseilles, des grenades ; si c'est une production arrondie, pédiculée, c'est une poire ; si elle se détache moins, si peu qu'une ressemblance éloignée le permette, c'est une crête de coq ; si c'est une portion de peau poilue, c'est une frayeur de rat, sinon des chenilles, des portions d'animaux, de la peau de crapaud, de serpent, etc., etc.

Il existe une difformité qui s'observe assez souvent au moment de la naissance, mais que l'on rencontre ensuite plus rarement, parce qu'on la fait disparaître aux premiers jours de la vie à l'aide d'une opération chirurgicale ; c'est la division de la lèvre supérieure,

connue généralement sous le nom de bec-de-lièvre,
à cause de l'analogie que cette difformité rappelle
avec la disposition naturelle de la lèvre supérieure de
cet animal. On ne manque jamais d'attribuer cette
contexture vicieuse, qui s'explique si bien par arrêt
de développement, à une envie de lièvre qui n'a pu
être satisfaite.

Toutes ces croyances, que nous regardons comme
absolument entachés d'erreurs, malgré quelques doutes élevés par des hommes de l'art, doutes nés sous
l'influence de coïncidences extraordinaires, et nullement inspirés par un raisonnement puisant sa force
dans les phénomènes physiologiques, ont été parta-
gées par les masses dès la plus haute antiquité. Chacun sait que l'on attribuait à une envie de pois chi-
ches, chez la mère de *Marcus Tullius*, l'existence de
la saillie imitant cette forme sur le nez de son fils, si
bien que le sobriquet de Cicéron (de *cicer*, pois) lui
resta, et que la plupart ne le connaissent que sous ce
nom.

Je voudrais ne laisser subsister cette erreur chez
personne, tant je suis personnellement convaincu :
elle a beaucoup plus d'importance qu'on ne croit communément. J'ai vu de futures mères, et en grand
nombre, être tourmentées bien péniblement par l'i-
dée que leur enfant viendrait au monde avec les mar-
ques indélébiles de certaines choses dont elles avaient
eu envie ou horreur. Leur image les poursuivait jusqu'au moment même où j'avais le bonheur de leur
présenter un poupon magnifique, indemne de toute
tache... autre que l'originelle.

Malgré toutes les raisons qui démontrent, à l'observateur attentif, que ces croyances, ces craintes sur la
production des taches appelées des envies, sont des
illusions et des préjugés, le public en général et, avec
lui, quelques rares médecins, ont cru à l'action des
causes qui, en impressionnant la mère, vont frapper
l'enfant par une sorte de photographie dont l'œil de
la mère serait l'optique. Quelque mal fondée que
soit cette opinion, bien qu'elle heurte toutes les
données de la vraie science, il faut bien, puisqu'on
cite des faits, la discuter ici ; car, cela se dit communément, *rien n'est entêté comme un fait*, bien
qu'au demeurant, ce soit une assez médiocre manière de prouver la vérité, parce qu'à notre humble
avis, rien n'est difficile à établir sûrement comme
un fait.

Voyons la valeur de ceux que l'on voudrait invoquer dans cette question et qui sembleraient consacrer ces erreurs. Faudra-t-il, par exemple, argumen-
ter de ce que l'on pourra citer une femme qui, ayant
été impressionnée par la vue d'un lièvre égorgé,
donna le jour à un enfant atteint de la difformité que
l'on sait? Et cela pour affirmer la relation certaine de
la cause à l'effet. Quelle valeur peut avoir ce fait
isolé? pas d'autre que celui d'une curieuse coïncidence! Et comment cette circonstance ne se produi-
rait-elle pas quelquefois? Il serait bien plus étonnant
qu'on ne la vît jamais.

Qu'une tache rouge, simulant du vin répandu sur
une nappe, des fruits quelconques, ou d'autres res-

semblances, s'observent de temps en temps chez l'enfant de femmes qui, en recueillant bien leurs souvenirs, sous la persistance obsessive des voisines, finissent par confesser des impressions se rapportant à ces choses, quoi de plus simple à admettre? Est-il besoin pour cela de faire intervenir des conséquences impossibles? Mais, les naissances ont lieu chaque année par millions, les futures mères sont assez universellement dans des conditions physiologiques exceptionnelles qui entretiennent chez elles une très-grande impressionnabilité. Ajoutez, à cette circonstance, le travail continu d'imagination et de terreur entretenu par le préjugé chez beaucoup d'entre-elles, que la crainte d'avoir un enfant marqué augmente, et l'on se demande alors comment il se fait qu'il y ait si peu d'enfants portant de ces supposées preuves d'envies?

Si le désir non satisfait, si l'imagination, en un mot, les produisait, pourquoi nos femmes de la campagne qui n'ont certes jamais songé au lièvre, parce qu'elles ne savent seulement pas ce que c'est que du civet, ont-elles autant d'enfants atteints de becs-de-lièvre que les dames au palais délicat qui recherchent ce mets parfumé? Et les marchandes de lièvre, et les cuisinières qui les dépècent, pourquoi n'en ont-elles pas davantage? Enfin, voici un argument invincible; pourquoi dans l'Amérique méridionale, où le lièvre est à peu près inconnu, y a-t-il autant d'enfants atteints de cette difformité que dans les contrées où il abonde et où il est recherché?

La science nous apprend que les taches de la surface sont toutes, dues chez l'enfant, à une altération
du tissu de la peau, qui a lieu pendant la vie intra-
maternelle. Elles sont produites par la division anor-
,male des vaisseaux pour la plupart. Les vaisseaux
sont des veines et des artères, les veines contiennent
du sang presque noir, les artères du sang rouge vif.
Ces vaisseaux vont lentement en se divisant et se
subdivisant jusqu'à une ténuité extrême, et se ter-
minent en un réseau capillaire et inextricable. Supposez que, par suite de ces anomalies, qui s'observent
aussi, bien souvent, dans les végétaux, un de ces
troncs, au lieu de continuer sa division à l'infini, s'arrête tout d'un coup et se divise brusquement en une
foule de filets formant un réseau surabondant et li-
mité, vous aurez en ce lieu une portion de peau qui
sera gorgée de beaucoup plus de sang qu'il n'en devait contenir dans l'état ordinaire. De là, naîtra une
tache colorée et souvent proéminente.

Cette tache pourra être de toutes les nuances du
sang veineux, noire, noirâtre, bleue, violette, ou
bien reproduire celles du sang artériel, rouge vif,
rouge pâle, rose, et ces colorations, aussi bien celles
du sang veineux que celles du sang artériel, ou même
réunis, donneront, en se combinant avec la couleur
plus ou moins foncée de la peau, une foule de nuances qui se prêteront au rôle que l'imagination voudra
leur faire jouer.

Voulez-vous la preuve indiscutable de ce que je
viens de vous expliquer pour le mécanisme des ta-

ches? La voici : vous avez vu les colorations rouges, violettes, bleues, noirâtres, etc., attribuées à des impressions de vin, de figues, de fraises, de mûres, de groseilles, de framboises, de grenades ; mais les goûts, les désirs de la femme ne se bornent pas à des fruits rouges? Tout ce qui s'élève du légume aux fruits verts, à cette belle reinette si parfumée, si bien faite pour exciter l'attention capricieuse et surexcitée de la jeune femme aux appétits dépravés par l'état intéressant, comment se fait-il que nous n'en trouvions jamais la reproduction? La raison est toute simple, c'est que la coloration en est verte; or, le vert ne saurait être reproduit par les altérations de vaisseaux, ils ne peuvent reproduire que les nuances procédant du rouge ou du noir. Oh! celles-là se prêtent bien aux comparaisons que l'on a faites, le vin, la groseille, la framboise, la mûre, la figue fraîche, voire le café; la couleur y est, la disposition des vaisseaux la produit; mais la pomme, bien digne de tenter la femme, comme chacun sait, ne montre jamais, au grand jamais, son image sur l'enfant. Je propose cet argument à mes antagonistes avec une très-grande sécurité. Qu'on y réponde, si on le croit possible.

Les objections scientifiques sont, d'ailleurs, très-variées contre cette erreur. Nous avons d'abord celles qui montrent l'impossibilité absolue où est placée la femme pour faire, avec son imagination séduite ou épouvantée, d'un enfant un monstre, un animal quelconque, ainsi qu'on en cite de ridicules exemples, ou bien encore l'impossibilité où elle se trouve, se sentant subjuguée, d'imprimer le stigmate sur la partie du corps de l'enfant correspondant à celle qu'elle désigne à la nature en se frottant!... Mais ce n'est pas ici le lieu de pareille discussion. Nous avons préféré, pour le public, les raisons simples et frappantes que nous avons données; elles suffiront aux personnes de bonne foi que le préjugé n'aveugle pas. Les autres, nous le savons, ne partageront jamais nos avis.

Par conséquent, jeunes mères, calmez vos alarmes, ne redoutez rien des goûts bizarres, des envies déraisonnables et quelquefois impérieuses qui vous assiégent pendant cette solennelle période de votre existence; tout cela est simplement maladif et lié à votre état. Et vous, maris pleins de sollicitude pour vos dames, qui, plus encore qu'en d'autres temps, entourez vos compagnes d'une inaltérable tendresse, ne prenez plus aucun effroi de l'impossibilité où vous êtes de satisfaire à des goûts vivement exprimés; dormez en sécurité, il n'en saurait résulter aucune suite fâcheuse pour votre progéniture.

§ 2. — LA MÈRE ET L'ENFANT.

L'enfant a vu le jour, le lit de la mère, comme le berceau de l'enfant, vont se partager la sollicitude du médecin. Que d'erreurs, que de préjugés vont entourer l'une et l'autre situation! Signalons-les brièvement.

Un préjugé grossier, qui est très-généralement adopté dans nos villages et même chez la plupart des artisans de nos petites villes, c'est qu'après le travail douloureux dont l'enfant tant désiré est la douce récompense, la mère doit rester sur son lit de douleurs, sans se permettre de changer de linge, au moins pendant huit jours francs, sous peine des plus grands dangers, d'hémorragies mortelles, ou tout au moins de la plus haute gravité.

Ce malpropre et singulier préjugé s'applique au linge le plus pur, le plus blanc, au linge lessivé; à la rigueur, on permettrait de changer, pourvu qu'on employât du linge ayant été porté, ou qui, étant sali, aurait été seulement rincé, au lieu de passer à la lessive; mais le linge parfaitement blanc, ce linge que chacun aime tant, qui sent si bon, dans lequel on cherche avec délices le repos, inspire une terreur folle. Rien ne peut décider une femme, une garde-malade à en faire usage. Si le médecin, en pareille circonstance, faisait violence au préjugé — comme il nous est arrivé quelquefois — et qu'il survînt des accidents, on ne manquerait pas de les attribuer à cette témérité; si ces accidents devenaient mortels, on ne se lasserait pas de les reprocher à celui qui serait accusé de les avoir provoqués par son imprudence.

Un préjugé aussi ancré, aussi généralisé que l'est celui-là, n'oppose pas seulement un obstacle aux soins hygiéniques qui doivent entourer toute espèce de malades et, par conséquent, la jeune mère; mais, comme la prévention établit à huit jours de termes, au moins, le moment où il est permis de changer de couche, il en résulte les plus grands dangers. En aucune circonstance de sa vie, l'intéressante malade ne jouit d'une sensibilité organique aussi grande, d'une aptitude plus funeste à l'absorption miasmatique. Que l'on songe, dès lors, à tous les inconvénients, à tous les dangers d'une si injustifiable pratique, sous certaines températures, dans certaines saisons, et l'on ne s'étonnera pas, si j'affirme avoir vu les plus graves maladies et la mort résulter d'aussi étranges errements; la maladie nommée fièvre puerpérale, qui naît justement et surtout du défaut de soins hygiéniques, et qui est une des plus graves dont puisse être atteinte la jeune mère, ne doit-elle pas naître forcément de si tristes conditions, dans bon nombre de cas?

On se demande, avec étonnement et curiosité, d'où peut provenir un préjugé aussi bizarre? Il est bien difficile de faire, à cet égard, la moindre supposition. Attribuer à du linge propre des vertus aussi malfaisantes et aussi puissantes, n'est-ce pas bien étrange! Mais, en médecine, le préjugé est souvent marqué au coin des plus excentriques produits du caprice et de l'imagination; le paradoxe, la contradiction lui plaisent, il est là, plus qu'ailleurs, sur un terrain favorable à toutes ses prétentions, il peut s'imposer avec d'autant plus de facilité, que l'ignorance, dans les choses auxquelles il s'attache, est aussi grande du côté de celui qui imagine que de celui qui écoute.

Il y a, il y aura probablement toujours, surtout chez l'homme manquant d'instruction, un grand plaisir, une vaniteuse satisfaction, à *poser* devant son semblable, à affecter, vis-à-vis de lui, un air de supériorité intellectuelle; il n'est rien de plus commode pour cela que les choses de la médecine? *Sganarelle* dit à *Géronte :* Entendez-vous le latin ? — En aucune façon. — Vous n'entendez pas le latin ? — Non. — *Cabricias, arci, thurarii, catalamus... etiam,* oui... *quare,* pourquoi !... et *Géronte* de dire : Ah ! que n'ai-je étudié ? — *Jacqueline.* L'habile homme que voilà ! — *Lucas.* Oui, ça est si beau que je n'y entends goutte. — La médecine n'est pas seulement le latin, c'est l'hébreu de tout le monde, aussi les *Sganarelle* abondent, et les *Géronte?...* Mais continuons.

La mère est enfin arrivée à ce moment où, communiquant une seconde fois la vie à son enfant, elle va le nourrir de sa propre substance en se livrant aux soins touchants de l'*allaitement.* Cette grande question a occupé, de tous temps, les médecins et les philosophes. Les penseurs, comme les hommes de l'art, ont été unanimes à considérer l'allaitement comme le premier des devoirs de la femme, comme une loi de la nature qui devait recevoir son accomplissement, dans l'intérêt de la santé de la mère aussi bien que dans celle de l'enfant. Il a semblé qu'une fonction aussi importante ne doit pas pouvoir être supprimée sans de notables conséquences. Nous devons dire qu'il a été émis des avis divers sur la nécessité de telle ou telle conduite à tenir en vue de la santé future. Mon travail ne comporte pas, à cet égard, une discussion approfondie. Mais je donnerai succinctement mon avis sur ce sujet, il représentera la moyenne des opinions qui se sont partagé la question, et pourra, de cette façon, être au public de quelque utilité.

De tout temps les femmes du grand monde ont redouté la peine, la fatigue, les assujettissements qui sont la conséquence de l'état de nourrice. Excepté dans les temps éloignés où la patrie naissait chez un peuple, où l'égalité et le patriotisme étaient dans la nature des situations, on voit, avec les premiers temps de sécurité et de richesse, les dames incliner de plus en plus à confier à une nourrice salariée le soin d'élever leurs enfants.

Pendant de longs siècles, en Europe, toute dame de haut parage aurait cru déroger en nourrissant elle-même ses enfants; aussi voit-on peu à peu, dans ces grandes demeures, la nourrice jouer un rôle chaque jour plus important.

Au dix-huitième siècle, quelques philosophes, Rousseau surtout, soulèvent la question devant le public et, la traitent au point de vue de la nature, du devoir maternel, de la santé et de la famille; c'était au moment où l'*Emile* était dans toutes les mains, au moment de la plus grande popularité du brillant et paradoxal écrivain; à dater de cette époque, l'opinion de Jean-Jacques se répand et entraîne la conviction chez beaucoup de femmes. On voit les

belles dames qui, jusque-là, eussent regardé comme
une occupation servile les soins de l'allaitement, s'y
vouer avec passion et même ostentation, transpor-
tant au salon le berceau de l'enfant.

Mais Rousseau et son école, dans leur zèle à con-
vertir toutes les mères à leurs enseignements, dé-
passèrent le but, ainsi que cela arrive toujours dans
les sciences naturelles où l'absolu n'existe pas ; ils
proclamèrent que *rien* ne pouvait s'opposer à l'accomplissement de ce grand devoir, pas même les vices de la santé, qui ne sauraient être préjudiciables
à l'enfant. Ils prétendirent qu'une mère atteinte de
maux constitutionnels, de rachitisme, de phthisie,
ne saurait communiquer à l'enfant aucune semence
de maladie, parce que la filiation est comme une vaccination antérieure, et que le lait, quel qu'il fût, ne
pouvait rien ajouter dès lors aux vices de la naiss-
sance. Ceci était une erreur contre laquelle protes-
tent et les connaissances acquises depuis et les faits
de chaque jour.

Il est aussi utile, pour l'enfant que pour la mère
elle-même, que l'allaitement ne soit pas entrepris
dans ces conditions, ou qu'il cesse dès le moment où
elles viennent à se produire. Persister, c'est assuré-
ment aller au-devant de dangers réels et les ajouter
à ceux que fait déjà courir à la mère sa maladie, à
l'enfant l'hérédité. Il ne faut donc pas dire : toutes les
mères doivent nourrir leurs enfants, car celles qui
sont dépourvues d'une santé suffisante, atteintes de
maladies de la poitrine ou autres états graves essen-

tiels, ne peuvent le faire sans abréger leurs jours
tout en donnant une nourriture peu saine à leurs
enfants.

Il faut dire : « Toutes les mères, douées d'une
santé non entachée de vices constitutionnels, doivent accepter les pénibles soins de l'allaitement
comme un devoir que leur imposent les enseignements de la nature, la conservation de leur progéniture et l'intérêt social tout entier. » Mais, du jour
où l'on s'aperçoit que l'allaitement étranger serait
plus profitable, par suite de l'état de santé défec-
tueux de la mère, voire même à cause d'occupations
forcées, incompatibles avec ce grand et pénible devoir, il est raisonnable d'y avoir recours, soit dans
l'intérêt de la mère, soit dans celui de l'enfant.

Ici se présente une autre question, c'est celle de
l'allaitement naturel et du nourrissage artificiel.
Grand nombre de personnes pensent que l'on peut
élever, avec des chances égales de succès, les enfants
que l'on prive du sein naturel et ceux que l'on habi-
tue à la manœuvre du biberon ; c'est là une très-
grande erreur.

La statistique a prouvé que les enfants de Paris,
que l'on plaçait en nourrice dans certains départements du Nord, qui semblent avoir le monopole de
cette coupable industrie, — l'élevage des enfants au
biberon, — y mouraient dans une proportion ef-
frayante et que l'on pourrait croire exagérée, si les
dernières discussions de l'Académie ne l'avaient pas
montrée sincère ; pendant que la moyenne de la

mortalité des enfants n'est, en France, que de 25 %,
du jour de la naissance à un an, elle acquiert là le
chiffre épouvantable de 90 %. C'est donc une grande
erreur de croire aux succès ordinaires d'un pareil
allaitement.

Sans doute, sous l'œil vigilant d'une mère, cet allaitement artificiel peut rendre des services et donner des résultats meilleurs que ceux observés dans
les départements dont nous avons parlé; mais il
existe des occasions où rien ne peut remplacer l'allaitement naturel, ce sont toutes celles qui naissent
de l'état de maladie chez l'enfant. Que, par exemple,
vers les huitième ou dixième mois, le travail de la
dentition commence et se fasse difficilement, que les
accidents graves, qui en sont souvent la suite, se
produisent du côté de l'abdomen, si l'enfant est
privé du sein, la médecine est presque impuissante
à conjurer un péril qui conduit le plus souvent à la
mort, tandis qu'avec l'allaitement par la femme c'est
le contraire qui arrive.

Les accidents dont nous parlons s'observent sous
forme de diarrhées opiniâtres, de ballonnements, de
convulsions, ils sont à peu près invariablement at-
tribués, au début surtout, à la présence des vers in-
testinaux. Cette erreur, au reste, se reproduit à
propos de toutes les maladies de l'enfance. Quel que
soit le mal qui le tourmente, on ne manque jamais
de dire : *cet enfant a des vers*, et, sans se préoccu-
per davantage, sans consulter, on le gorge de vermifuges. Il faut que l'on sache que l'action de ces

médicaments devient très-nuisible en beaucoup de cas ; quand, de plus, ces troubles de la santé sont le résultat de la dentition et entraînent les sympathies de l'intestin et du cerveau, ils sont très-pernicieux à coup sûr. La membrane qui recouvre intérieurement l'intestin, et qu'on nomme la muqueuse, est en ces moments le siége d'un phlogose intense ; or, tous ces vermifurges produisent sur elle une action qui ne peut qu'accroître cet état et par conséquent exciter les convulsions qui en sont souvent la conséquence.

Nous devons prévenir les populations que cet usage des vermifuges est beaucoup trop généralisé. Sans doute, il est des cas où ils rendent de véritables services, mais ces cas sont rares, relativement à ce que croit le peuple, ce qui fait que les médecins, obligés d'en blâmer l'emploi, finissent par être accusés de ne pas croire aux vers ! Que l'on sache bien que le médecin ne néglige jamais l'emploi des vermifuges, dans tous les cas où il peut judicieusement attribuer aux parasites, ou l'état de maladie, ou les complications que l'on observe.

On croit à la présence de vers chez les tout petits enfants, or rien n'est plus exceptionnel. La présence d'un ver, — ici nous ne parlons que des ascarides lombricoïdes, les seuls que connaisse le public, — avant l'âge de sept à huit mois, est pour les médecins un objet de curiosité, un fait par conséquent tout-à-fait exceptionnel ; cela ne s'observe pas une fois sur deux cents. Jusqu'à deux ans l'enfant a peu souvent de vers ; ce n'est que vers l'âge de trois ou quatre ans que la présence des entozoaires est un peu plus fréquente, sans que jamais cette fréquence soit celle que croit le public. Enfin une dernière erreur à signaler. C'est celle qui fait croire au grave danger de la présence des vers dans l'intestin : ce qui est vrai, au contraire, c'est qu'il est rare que leur présence produise des troubles sérieux de la santé et que l'état le plus florissant peut coexister et se maintenir, malgré la présence d'une grande quantité de vers dans l'intestin.

· En veut-on la preuve ? Chacun sait que beaucoup de mères sont dans l'habitude de donner, assez fréquemment, des vermifuges à leurs enfants, dans le cours de la première jeunesse, alors même que la santé est parfaite ; vermifuge dit de précaution, comme il y a les purgatifs de précaution ; dans ces cas, il n'est point rare de voir des vers expulsés. Ceci explique ce succès de certains charlatans, qui ne manque jamais d'exciter le même enthousiasme parmi nos populations rurales.

Un médicastre se présente sur la place et annonce qu'il est inventeur d'un vermifuge incomparable ; il demande, le premier jour, à vendre son spécifique à un certain nombre de mères qui lui amènent des enfants chez lesquels il ne manque jamais de signaler la présence des vers. Il choisit une dizaine d'enfants de six à huit ans et ne demande, pour tout salaire, à cette première séance, qu'une chose, c'est qu'on lui rapporte le lendemain, sur la place publique, les vers qui auront été expulsés. Le lendemain, en effet, chaque mère ou à peu près, apporte un verre garni de quelques lombrics, que le charlatan réunit dans un vase, d'où il les retire ensuite par poignées pour les montrer au public. Ce jour-là tout le monde achète le précieux vermifuge. Cependant, parmi ces enfants, aucun n'était malade, ils vivaient en bonne intelligence avec les parasites.

J'arrive à une autre question bien importante qui concerne aussi l'enfance ; je veux parler de la vaccination, sur le compte de laquelle existe plus d'un préjugé. Cette opération, que l'on doit faire pratiquer dans le courant de la première année, est un immense bienfait dont beaucoup de parents privent les enfants, soit par négligence, par incurie, soit à cause des préventions que beaucoup d'entre eux nourrissent contre elle.

On craint tout d'abord que cette opération, qui se pratique avec le virus recueilli sur les pustules vaccinales d'autres enfants, ne soit capable d'inoculer, en même temps que la vaccine, des maladies réputées contagieuses, comme la gale, les dartres, la phthisie, le goître, le rachitisme, les scrofules ou humeurs froides...

Cette crainte naît d'une profonde erreur. Le vaccin est une pustule, un bouton spécifique, qui ne peut se reproduire qu'avec son identité, ce qu'il est lui-même, comme toutes les semences, tous les germes qui, recueillis sur un végétal, malade ou bien portant, reproduiront le même végétal avec tous ses attributs et sans qu'aucune des maladies dont pouvait être atteint le porte-graine ait la chance de se reproduire.

Je dois, à propos de la vaccination, apprendre à ceux qui pourraient l'ignorer, que la préservation de la petite vérole, par le virus vaccin, n'est pas absolue. Il est vrai que ce n'est que fort rarement que l'on voit, pendant la première enfance, un vacciné être atteint de variole, si la vaccination a été bonne et légitime, ce que l'on ne sait jamais, si on ne l'a pas fait vérifier par le médecin, du dixième au douzième jour. Pourtant, en temps d'épidémie, ces cas s'observent quelquefois, c'est qu'alors le contage varioleux acquiert son maximum d'intensité.

Mais il est assez fréquent de voir de jeunes adultes et même des personnes pendant l'âge mûr, ou la vieillesse, atteintes de la petite vérole grave et souvent mortelle, alors même qu'elles avaient eu, dans leur enfance, une belle vaccination. Ceci tient à cette circonstance, que la vertu préservatrice du vaccin finit par s'épuiser avec le temps. Le seul moyen de se mettre sûrement et complétement à l'abri de cette affreuse maladie, qui, quand elle ne tue pas, dénature les traits d'une manière si fâcheuse, c'est de se faire revacciner au moins une fois à l'âge de 16 à 18 ans.

Si, en ce cas, on est sous l'égide de la première vaccination, on en est quitte pour une piqûre qui ne produit aucun bouton ; si, au contraire, le virus-

vaccin de l'enfance avait épuisé sa vertu préservatrice, la nouvelle vaccine lève comme la première
fois et l'on est, à peu près pour toujours, à l'abri du
fléau.

Enfin, une dernière erreur très-répandue dans
nos campagnes, à l'occasion de la question qui nous
occupe, c'est celle qui consiste à croire qu'il est
dangereux de se faire vacciner en temps d'épidémie
de petite vérole. Bien au contraire, c'est en ces moments là qu'il faut se hâter de se procurer la vaccination, il n'y a pas, à cette pratique, l'ombre d'un
inconvénient. Quand on voit l'épidémie de variole
se produire et se rapprocher, il est prudent de faire
tout ce qu'on peut pour se mettre à l'abri de ses
coups; or, on y est avec certitude, si l'on a été depuis peu vacciné.

Voici ce qui a donné lieu à ce trop fâcheux préjugé. Avant la découverte de la vaccine, on pratiquait ce que l'on nommait l'inoculation : il faut savoir que l'inoculation n'était rien autre chose que la
petite vérole elle-même : on la provoquait, chez les
enfants, en leur communiquant le virus variolique.
Le seul avantage que l'on retirait de cette pratique
c'était de voir les enfants prendre la petite vérole,
à laquelle tous étaient exposés, dans un moment et
pendant une saison favorable, et, par conséquent,
d'éviter la plus grande virulence, celle qui se produit pendant les temps d'épidémie de cette maladie.
On comprend très-bien, qu'en ces temps-là, on re-
doutait de faire inoculer quand une épidémie se
rapprochait.

Mais la vaccine n'est pas la petite vérole, elle n'a rien de commun avec elle, pas plus que le contre-poison avec le poison, elle en est l'antidote, et bien que les pustules aient la même forme et la plus grande analogie dans leur développement et leur dessication, elles n'ont absolument rien de commun, comme individualités morbides.

Il faut qu'on se le dise, que chacun le répète à satiété, la vaccine est une des plus belles découvertes de la médecine, elle est le plus grand bienfait de la science dans les temps modernes. C'est à elle qu'il faut faire honneur d'une grande partie de l'accroissement de la longévité, qui, depuis son application, n'a cessé de s'élever annuellement. L'augmentation de la longévité, c'est l'accroissement de la population, et l'accroissement de la population c'est, dans un Etat bien ordonné, la puissance, la richesse, l'influence politique, tous les biens sociaux que doit ambitionner une nation jalouse de son indépendance.

Je ne cesse depuis longtemps de prôner les immenses bienfaits de la découverte de *Jenner*, on m'a presque reproché d'y revenir trop souvent en accusant l'incurie de nos populations. A cela je réponds par ces mots d'un prédicateur auquel on adressait un reproche semblable, relativement à quelque sermon préféré : « On se plaint que je me répète, je me répéterai jusqu'à ce qu'on se corrige. »

Continuant à nous occuper des erreurs populaires qui se produisent à propos des maladies de l'enfance,

nous allons en signaler une qui est l'objet d'une superstition très-répandue dans les campagnes.

La maladie dont je veux parler est celle connue
vulgairement, et aussi en médecine, sous le nom de
carreau, elle consiste en une altération profonde et
tuberculeuse de certains organes contenus dans
l'abdomen ; elle a des caractères si tranchés qu'on
ne peut la méconnaître quand on l'a vue une fois,
aussi les bonnes femmes, donneuses de conseils, la
reconnaissent-elles parfaitement.

Pendant le cours de cette maladie, qui est essentiellement chronique et d'une très-longue durée, les
enfants qui en sont atteints maigrissent beaucoup,
tout en conservant leur appétit ; et comme, en même
temps que le corps perd de son volume, le ventre au
contraire acquiert d'énormes dimensions, l'aspect général est extraordinaire, il rappelle celui de ces gre-
nouilles que les gamins gonflent en les insufflant à
l'aide d'un tube de paille et qu'ils s'amusent ensuite
à suspendre à quelque branche d'arbre, sur le bord
d'un chemin. Le ventre est très-proéminent, il dé-
borde tout autour sur les côtes et sur les cuisses,
puis l'amaigrissement, faisant encore des progrès,
réduit les membres à l'état squelettiforme.

Cette maigreur devient telle, sur le tronc, que les
intersections des côtes et les attaches des muscles
dessinent des digitations, et l'ensemble, une figure
qui prend, à l'aide d'un peu de bonne volonté, la
forme de la main. La singularité de ce mal, qui laisse
à l'enfant une certaine vivacité dans les yeux, la fa-

culté qu'il a de jeter de temps en temps de hauts
cris, cette persistance de l'appétit qui coïncide avec
l'amaigrissement, tout a favorisé et fait naître sans
doute la superstition qui s'y attache : on dit que
c'est une âme qui serre la poitrine de l'enfant et
cherche à l'étouffer, afin sans doute de se réunir à la
sienne ; on ne manque pas de vous donner, en preuve,
l'empreinte des mains qui, de chaque côté, serrent
le petit malheureux... la main de l'âme !

Dès lors on n'a plus qu'un souci, c'est de savoir
quelle est l'âme qui veut entraîner le petit enfant
pour en faire un ange. Si quelque grand parent est
mort depuis peu, c'est la sienne qui est accusée de
cette douce attention homicide ; à défaut de grands
parents, on suspecte quelqu'autre mort, quelquefois
un voisin, ou bien un ennemi.

Dans ces conjonctures, on agit par des pratiques
superstitieuses. Une des plus communément conseil-
lées est celle qui consiste à aller à Vienne, en Isère,
et si l'on ne peut y porter l'enfant, on se munit d'un
lange à son usage, on le place sur le bassin d'une
certaine fontaine ; si l'enfant doit vivre, le lange surnage, s'il enfonce... hélas ! il mourra et, dès ce moment, il est abandonné à sa mauvaise fortune (1). Si
le lange a surnagé, il reste une difficulté, c'est de .

(1) Notre savant ami, Paul Le Blanc, nous a signalé une
fontaine, objet de pareilles superstitions, dans l'arrondissement de Brioude.

savoir de quel lien, réputé saint, *dépend* la maladie,
afin de parvenir à faire lâcher prise à l'âme, auteur
de ce mal. Alors la matrone la plus autorisée du village, décide le cas, il arrive même que l'on apporte,
en cette circonstance, le petit malade chez le médecin
pour lui demander si sa longue pratique ne lui aurait pas appris d'où *dépend* l'enfant — c'est le mot
en usage — chacun compatira à notre embarras et
à notre insuffisance dans ce cas. Cela ne rappelle-
t-il pas bien l'épreuve de l'eau si longtemps en honneur au moyen âge.

§ **3**. — Nous passons, dans ce paragraphe, des maladies de l'enfance à celles de l'âge adulte. Parmi cel-
les-ci, une de celles qui ont le plus excité l'imagination du vulgaire, c'est la pleurésie. Je dis pleurésie,
quoique la plupart du temps ce soit la pneumonie,
ou fluxion de poitrine, que l'on désigne sous le nom
de pleurésie, ou mieux *purysi*. Ces deux maladies
ont des symptômes connus, tels que le point de côté
et le crachement de sang, aussi ne distingue t-on
pas ; dès qu'un malade est pris de fièvre, de point
de côté, de crachements de sang, il a la *purysi*. Eh
bien, la pleurésie isolée est fort rare et, dans la majorité des cas, c'est à une fluxion de poitrine que l'on
a affaire. En somme, cette distinction importe peu
aux personnes de la campagne qui confondent ces
deux maladies. Je ne signale cette confusion que
pour faire comprendre, une fois de plus, combien la

routine et l'ignorance peuvent faire de mal sans s'en douter, en appliquant avec une perfide confiance, à tort et à travers, les remèdes les moins appropriés.

La pleurésie et la pneumonie sont deux maladies de nature inflammatoire par excellence, je parle de celles surtout qui se produisent habituellement à la campagne. Ces maladies sont de nature franche et simple ordinairement, et en conséquence elles ont, bien plus qu'on ne saurait le croire, une tendance naturelle à la guérison spontanée, c'est-à-dire par les seules forces de la nature. Dans les cas surtout où l'affection n'a pas beaucoup d'étendue, si le sujet est d'ailleurs habituellement robuste, on peut affirmer que, très-fréquemment, la nature médicatrice viendrait à bout de la guérison si on se résignait à un rôle passif, c'est-à-dire si on la laissait agir, se bornant à placer le malade dans de bonnes conditions hygiéniques.

Cependant ces deux maladies, confondues sous le nom de *purysi*, sont fort redoutées dans nos campagnes, et, il faut bien le dire, à bon escient, car elles y font de nombreuses victimes. On peut, avec certitude, attribuer la gravité exceptionnelle de ces maladies aux remèdes violents, et tout-à-fait contraires, qu'on administre avant d'avoir recours au médecin... quand on y a recours !

Ces remèdes varient un peu selon la nature de la cause. Le préjugé fait distinguer deux variétés de *purysi*, celui qui est produit par l'ingestion de l'eau

froide pendant que le corps est en sueur, et celui
qui, dans les mêmes circonstances, est produit par de
mauvais vin; il ne viendrait jamais à la pensée de
nos gens que le bon vin pût faire du mal! A ces deux
espèces, on joint un état intermédiaire à la santé et
à la pleurésie, on dit alors que le malade s'est *em-
purysiné.* Ce dernier état n'inspire que des craintes
éloignées.

Dès le moment où un malade est atteint de ce mal,
sur lequel je me suis expliqué, on cherche dans les
commémoratifs si c'est une pleurésie de vin ou une
pleurésie d'eau. Si depuis quelques jours le malade
travaillait dans les champs et qu'il se soit désaltéré
à quelque source, c'est une pleurésie d'eau; si c'est
un lundi ou un mardi, qu'on ait bu au cabaret le dimanche, comme c'est de règle, ou bien le lendemain
d'un jour de foire, où l'on n'a pas manqué de boire
quelques litres du rutilant produit du *rivage*, c'est
une pleurésie de vin. Dans l'un et l'autre cas, on
donne le fameux remède des pleurésies connu de
toutes les commères. Voici en quoi il consiste, pour
la pleurésie d'eau.

Cet estimable spécifique se prépare avec :

> Une bouteille de vin,
> Une demi-livre de lard frais,
> Ou un verre d'huile de noix,
> Une poignée de poivre moulu.

Faites bouillir le tout pendant une demi-heure;
dans le cas où la pleurésie est de vin, on ajoute une

poignée de sucre, servez et buvez très-chaud, en une
seule dose. On visite peu de pleurétique à la campagne qui n'ait déjà pris le spécifique ; de même
dans les fluxions de poitrine, par la raison déjà
connue : la confusion que l'on fait de ces deux affections.

On n'a pas oublié ce que nous avons dit de la nature éminemment inflammatoire de ces maladies,
s'attachant à un organe volumineux, perméable, ou
la phlogose est si facile. Qu'on se figure quelle perturbation funeste doit produire cet affreux remède, au
moment même où le malade est pris d'une violente
fièvre. Aussi, ce n'est pas douteux, bien que la pleurésie et la pneumonie d'intensité modérée, comme
cela existe souvent, aient, comme il a été dit, une
tendance naturelle à la guérison, la mortalité qui
en est la suite est fréquente à la campagne.

Que faudrait-il pour voir diminuer les dangers
dans ces cas? S'abstenir de drogues semblables ;
c'est bien, dans de pareilles circonstances, que l'on
peut répéter : que ne rien faire, c'est faire beaucoup ;
mettre le malade dans une bonne température, à la
diète d'aliments, et le désaltérer avec une infusion
quelconque, ce serait bien facile !

Par qui a pu être imaginé un pareil remède? Probablement par quelque théoricien rustique qui, ne
voyant dans la pleurésie que *du sang caillé,* comme
on le prétend, et caillé par l'action du froid, aura
cherché à composer une drogue incandescente, incendiaire, capable, en un mot, de dégeler tous les

caillots possibles : du vin chaud! du poivre! le rôle
du lard est moins indiqué, il aura été ajouté, un
beau jour, par quelque forte tête en train de perfectionnement... Déjà quelques personnes y intro-
duisent de la sauge et de la verveine... patience,
quand le thé de la mère Giboux sera connu de nos
campagnardes, il pourra y avoir de l'émulation.

Nous faisons des vœux pour que toutes les personnes éclairées, qui entretiennent des rapports avec
les populations rurales, chez lesquelles la routine et
et le préjugé sont si vivaces, veuillent bien s'inspirer de l'importance réelle des erreurs que nous venons de signaler et de l'utilité des conseils que
nous voudrions faire pénétrer dans ce milieu; il est
triste de voir, en France, au dix-neuvième siècle, des pratiques semblables se renouveler chaque
jour, quand on ne devrait plus les rencontrer que
chez les peuplades enfantines et barbares de quelque archipel à peine exploré.

Puisque nous sommes sur ce terrain des remèdes
bizarres mis en usage par les préjugés, signalons-en
quelques-uns.

Il est, à la campagne, un mal fréquent, plus qu'à
la ville, ayant par lui-même une haute gravité, le
peuple le désigne sous le nom d'*éventrilles,* le nom
indique assez son siége. Ce mal au ventre comprend
tout un groupe de lésions différentes, qu'il est inutile de distinguer ici, et que, dans un autre monde,
on désigne sous le nom de coliques de *miserere.* Ces

diverses nuances, qui traduisent en bloc, pour le
public, une affection unique, consistent en définitive en une obstruction intestinale. Elles ont des cau
ses diverses et nécessitent des traitements souvent les
plus opposés et les plus énergiques, sous peine de
mort prompte. Au lieu de recourir bien vite au médecin, on ne manque jamais de perdre un temps
précieux à mettre en usage les moyens les plus excentriques. J'en citerai deux : le premier consiste à
faire boire au malade, c'est presque honteux à dire,
un verre de ses propres sécrétions liquides, tout
chaud rendu ; on comprend combien ce liquide excrémentiel, chargé d'une grande quantité de produits animalisés et salins outre mesure, peut faire
de mal en pareille occurrence, rien ne peut être
plus indigeste, plus contraire au mal que l'on veut
combattre.

D'autres fois, quand on le peut, on fait boire un
bouillon de serpent, mais cette décoction ne peut
pas toujours s'administrer, car, pour faire un civet,
il faut un lièvre, et les serpents ne sont pas de toutes les saisons. Aussi, dans beaucoup de ménages
prévoyants, on a soin, pendant l'été, de tuer les cou-
leuvres que l'on rencontre, et de les suspendre pour
les dessécher, afin d'en avoir provision. Quand on
songe à l'odeur infecte qui s'élève du cadavre de
ces animaux, sitôt que la chair s'altère, on peut se
faire une idée de l'horrible bouillon que l'on doit en
obtenir. D'où sortent de pareilles recettes ? Quels
préjugés ont pu les répandre ? Pourquoi les choses

de la médecine semblent-elles être le monopole des excentricités inouïes, des bizarreries sans nom, des préjugés... impossibles?

Une des plus grossières confusions que l'on fasse, dans ces maladies de l'abdomen, est celle de l'accident produit par une hernie, que l'on porte, la plupart du temps, au compte des *éventrilles*. Cet accident consiste en une tumeur, pouvant être située en des points différents de la surface du ventre, le plus souvent vers l'aine, à laquelle on ne fait guère attention, et qui, un jour, sans qu'on sache pourquoi, se referme sur son contenu, qui n'est autre chose qu'une anse d'intestin, et, en l'étranglant, produit une situation pleine de périls. Malheureusement, cette maladie étant souvent ignorée, on croit, à cause des coliques et des vomissements qui surviennent, avoir affaire à un mal au ventre, et l'on ne manque pas de donner au malade, à mesure qu'il en sécrète, un demi-verre du liquide excrémentiel dont il a été question : est-il besoin de dire que rien n'est plus capable d'exaspérer ce mal?

On ne saurait trop recommander aux personnes atteintes de ces tumeurs, siégeant sur un point quelconque de la surface abdominale, de réclamer, aussitôt qu'elles s'en aperçoivent, les conseils d'un médecin. Celui-ci ne manquera pas de les munir d'appareils imaginés à cet effet, et qui mettent pour toujours à l'abri de l'accident — si souvent mortel quand on est privé de soins éclairés — dans ce qu'on nomme la hernie étranglée.

On ne finirait pas si l'on voulait entreprendre la
narration de toutes les excentricités que l'on voit
émises à l'occasion des formules, des remèdes prônés par le préjugé : crapauds à toute sauce, pigeons
ouverts vivants et appliqués chauds sur la tête, les
serpents, les salamandres, la graisse humaine, les
excréments de presque tous les animaux pris pour
l'usage interne, ceux de porc, de taureau, de poule,
d'oie.....

§ 4. — Préjugé sur la luette.

On observe, dans l'enfance surtout, mais aussi chez
les jeunes adultes, une maladie qui se manifeste ex-
térieurement par un gonflement de la région située
sous le menton, la mâchoire inférieure, jusqu'à la
base de la langue. Elle s'accompagne de croûtes jau-
nes à la peau des lèvres, des joues, du menton. C'est
ce que l'on nomme, en médecine, l'adénite sub-lin -
guale, suite d'eczéma.

Cet ensemble de symptômes est attribué, dans nos
campagnes, à la chute de la luette. On dit, en voyant
une personne atteinte de ce mal, qu'elle a la luette
tombée. Qu'est-ce que la luette ?

C'est un point saillant du bord flottant du voile du
palais, sorte de renflement ayant la forme d'un petit
grain de raisin, d'où son nom, *uvette*, dont on a fait
luette. Il est clair, quand le voile du palais se meut,
que ce renflement se meut avec lui, et suit nécessaire-

ment tous ses mouvements, pendant la déglution ou la formation des sons.

C'est donc, dans l'ensemble, un organe à mouvements limités qui, comme la langue, jouit d'une certaine mobilité, sans que cela puisse jamais l'exposer à un déplacement.

Tout ce qui peut arriver, c'est que cette saillie, qu'on nomme luette, soit le siége d'une irritation quelconque, qu'elle grossisse, s'allonge, soit le siége d'une enflure passive, etc. Mais ce n'est pas dans ces circonstances que le préjugé dont je parle naît, c'est à l'occasion de croûtes aux joues et d'enflure sous-mentonnière.

Dans ce cas, on ne manque jamais d'attribuer tous ces accidents à la chute de la luette.

Pour y rémédier, on va chez la commère attitrée, il est rare qu'il n'y ait pas, dans chaque village, une matrone plus en pied qui se charge de cette opération. Voici en quoi elle consiste :

On prend une cuiller ordinaire, dans laquelle on verse un tas de poivre moulu ; on introduit l'instrument ainsi préparé dans le fond de la gorge, et l'on oblige le bord renflé du voile, que l'on nomme la luette, à s'imprégner du poivre qui s'attache à sa surface, retenu par l'humidité. A ce moment, il se produit une explosion de toux aiguë, convulsive, accompaguée de suffocation, comme bien on doit le comprendre, et la commère s'écrie : la luette est replacée !

Il est impossible d'imaginer d'où peut venir l'idée

singulière de la chute de la luette ou du brutal
moyen mis en œuvre dans l'espérance d'y remédier.
Tout est ici inattendu, absurde et dangereux. Car
si, à ce moment, la gorge est malade et disposée à l'inflammation, on provoque une irritation telle que l'on
porte, à son plus haut degré d'intensité, un mal peut-
être insignifiant.

Qu'on sache donc que la luette ne peut tomber,
qu'elle n'a rien à démêler avec le genre d'indisposition dont nous avons parlé, et que, si par hasard elle
avait grossi, était le siége de quelqu'enflure, le moyen
employé ne serait propre qu'à exaspérer le mal d'une
manière violente.

§ **S.** — Dans les contrées marécageuses, sur
le bord des rivières, il existe une maladie qui, parfois et à certaines saisons, sévit sur un grand nombre de personnes. Il règne, dans ces localités, un
préjugé sur le traitement de ces affections qui fait le
plus grand tort aux malades : je le signale ici.

Ce genre d'affection à pour manifestation essentielle des accès, se reproduisant à intervalles à peu
près réguliers, c'est-à-dire laissant entre eux des
laps de temps à peu près égaux, c'est ce que l'on
nomme la fièvre intermittente, ou communément *les
fièvres*. Elles se reproduisent tantôt journellement,
c'est le type quotidien, ou bien un jour non l'autre,
on dit alors fièvre tierce, ou bien tous les trois jours,
fièvre quarte. Le peuple croit généralement que

ces accès doivent être respectés pendant longtemps, car, si on les arrêtait de bonne heure, *on enfermerait les fièvres dans le corps*. Rien n'est plus contraire à une saine pratique que cette opinion.

La fièvre intermittente, qui n'est au début qu'une maladie presque bénigne, tant les moyens curatifs que possède la médecine sont efficaces dans ces cas, devient, par sa durée, une maladie très-difficile à guérir et des plus opiniâtres, ne déguerpissant que pour reparaître à l'improviste, altérant bientôt toutes les sources de la nutrition, jetant les malades dans l'anémie, le marasme, l'hydropisie, en un mot, produisant une véritable altération du sang. Il faut donc, au contraire, aussitôt que la réapparition des accès a donné la preuve du type auquel on a affaire, recourir aux conseils du médecin.

En effet, chaque accès de fièvre est le résultat de la lutte qu'établit l'organisme pour chasser au dehors un miasme qui s'est introduit dans l'économie vivante. Ce miasme se produit surtout en certains lieux, plus particulièrement sur le bord des fleuves, des marais, dans certains ports de mer. On dit alors que tel pays est fiévreux. Les produits essentiels de l'écorce de quinquina sont l'antidote par excellence de ce genre de maladie, c'est véritablement un contre-poison d'une efficacité merveilleuse, il convient donc de l'employer au plus tôt. Bien plus, dans le cas où l'on aurait à séjourner dans des lieux réputés fébriles, comme certaines parties de la *Bresse* ou du *Forez*, on ferait très-sagement de prendre chaque

jour un peu de quinine, on se mettrait, par cette
simple précaution, complétement à l'abri de la fièvre *intermittente* qu'on y contracte si souvent.

§ 6. — DE LA GALE COMMUNE.

Toutes les erreurs et les préjugés de l'époque où la
maladie appelée gale existait, entretenus par l'ignorance où l'on était de sa nature, et par conséquent
des causes qui la produisaient et la perpétuaient,
se rencontrent dans le monde presqu'aussi vives
qu'autrefois. Cette maladie *à* la peau était regardée
comme une véritable maladie *de* la peau, une éruption constituée par une des formes si variées des maladies du tégument externe. Ces dernières, connues
surtout sous le nom de dartre, ont été de tout temps
considérées comme les efflorescences extérieures d'un
vice profond de la santé, dépendant, ou du tempérament, ou de causes héréditaires.

Il résultait, de cette manière de considérer la gale,
qu'elle était regardée bien plutôt comme une maladie
des humeurs que comme une maladie locale, et que,
si on la contractait par les rapports, ainsi que les maladies de la peau auxquelles on l'assimilait, elle foi-
sonnait aussi spontanément en bien des cas; de cette
manière de comprendre la maladie naissaient naturellement des idées de traitement analogues. On s'appliquait, par toutes sortes de remèdes dits dépuratifs, à modifier la constitution, à purifier le sang ou
les humeurs, selon l'expression consacrée.

Dans cet ordre d'idées, on regardait comme très-dangereux de chercher à guérir la gale visible, avant d'avoir débarrassé les malades des causes internes qui la produisaient, et si quelques uns l'attaquaient *intùs et extrà*, beaucoup pensaient que le meilleur traitement devait être exclusivement interne, afin de ne gêner en rien l'éruption dans son évolution à la peau.

Quand la cause des phlyctènes et des croûtes qui font reconnaître la gale fut connue, on sut que cette éruption prétendue n'était produite que par la présence d'un insecte, un sarcope, *l'acarus scabiei*, qui s'introduisait dans les pores de la peau, pour y établir son domicile et y déposer ses œufs, provoquant ainsi tout ce désordre, avec l'affreuse démangeaison qui l'accompagne.

Dès ce moment, le traitement rationnel de la gale devenait d'une grande simplicité, il suffisait de trouver un agent insecticide, capable de faire périr l'acare, pour que la maladie cessât à l'instant. Ce moyen étant dès à présent trouvé, la curation de cette vilaine maladie est devenue la chose la plus simple et la plus prompte.

Tandis qu'autrefois on voyait des malades trainer des mois et des années une aussi désagréable infirmité, témoin le général en chef des premières campagnes d'Italie, qui ne put être guéri pendant six mois de traitement; tandis qu'on était soumis à l'action de préparations internes qui, sous le nom de dépuratifs, ruinaient souvent pour longtemps les forces nutriti-

ves; il suffit aujourd'hui d'un traitement de vingt-
quatre heures pour guérir la gale la plus générale-
lisée.

Le public, qui en est encore aux vieilles croyances et qui attribue la gale à une crasse du sang, re-
doute de voir disparaître cette éruption qu'il considère comme nécessaire. Aussi, quand un malade de
ce genre vient consulter le médecin, il manque rarement de demander, avant tout, si la gale est assez
sortie, si l'on peut, sans témérité, l'attaquer à l'exté-
rieur! Conséquent avec sa théorie et ses craintes, il
ne vient réclamer des soins que lorsqu'il est atteint
depuis longtemps. Au lieu de n'avoir des pustules
que sur les parties les plus accessibles, comme les
mains et les poignets, l'insecte infectant a eu le temps
de se multiplier à l'infini et de se répandre partout.
Dès ce moment, l'emploi du moyen curatif est non-
seulement plus difficile et plus coûteux, mais le malade s'est mis dans le cas de communiquer son mal à
beaucoup de personnes. C'est ainsi que de nombreuses familles se trouvent contaminées. De là, une bien
plus grande difficulté pour s'en débarrasser définitive-
ment, car, si une seule personne n'est pas radicalement
guérie, par suite de négligence dans l'exécution du
traitement, elle la communique de nouveau à celles
qui l'étaient et la contagion redevient générale au
bout d'un certain temps.

Ceci serait une raison suffisante, alors même que
l'on n'accepterait pas l'acarus comme cause, pour que
l'on comprenne bien qu'en tous cas, la gale étant une

maladie essentiellement contagieuse et son siége évident et primitif étant la peau, il ne peut qu'y avoir avantage à se faire soigner aussitôt qu'on aperçoit les premiers boutons.

La malpropreté peut, en certain cas, engendrer la gale selon quelques auteurs. Pour nous, habitués à donner des soins aux habitants de nos hameaux, dont la négligence pour les ablutions est si générale, nous restons convaincu que, si cette possibilité existe, le fait doit se montrer bien rarement. Depuis bientôt quarante ans de pratique rurale, il ne nous a jamais été donné de l'observer. Les malades la tiennent toujours des rapports avec les galeux, ou de quelque membre de la famille revenant au foyer, après des travaux au loin, qui l'ont mis en contact avec des personnes étrangères et suspectées.

En tous cas, la possibilité de la spontanéité, si elle existe, ce qui nous paraît improbable, ou tout au moins fort rare, ne saurait modifier en rien les conseils que nous avons émis et n'infirmerait pas les erreurs que nous avons signalées. Il reste ceci qu'il faut bien savoir, c'est que, puisque la gale est une maladie locale, qui réside exclusivement à la peau, qu'elle est très-contagieuse, qu'elle n'est constituée par aucun principe viciant l'organisme entier, la croyance si répandue des ravages que peut occasionner une gale rentrée et l'effroi qu'inspire cette théorie populaire, sont des chimères qui ne méritent aucune créance.

Est-ce à dire que, si un malade était dévoré par

la gale depuis très-longtemps, si les pustules, très-généralisées, avaient produit sur tout le tégument externe une vaste exudation, suffisante pour établir une habitude organique, on ne doive prendre aucune précaution pour supprimer cette vaste sécrétion? Tel n'est pas notre sentiment. C'est au médecin prudent à prendre au contraire, dans ces cas, toutes les précautions qu'inspire une judicieuse pratique. On agit alors de la même manière que dans les cas de suppression d'exutoires anciens, d'ulcères chroniques; mais, en *aucun cas*, la gale, redoutée comme maladie spécifique, ne peut produire aucun désordre intérieur et infecter un organisme : ou bien, comme on l'a cru et comme le croient encore beaucoup de gens, créer jamais un vice constitutionnel et héréditaire.

§ 7. — DE LA CHIRURGIE.

En passant de la médecine à la chirurgie, c'est-à-dire de la médecine interne à la médecine externe, que de pratiques erronées n'aurions-nous pas à constater, s'il fallait toutes les citer! Au premier abord, il semblerait que la chirurgie, qui s'applique surtout :. choses extérieures, dût être moins favorable aux erreurs et aux préjugés que la médecine; il n'en est rien; nous allons en donner quelques preuves.

Commençons par ce qui paraît le plus élémentaire, les plaies suppurantes.

La plupart des ulcères que l'on voit à la campagne,

rongeant les membres inférieurs de pauvres vieillards, sont à peu près tous le résultat de l'ignorance
et de l'incurie; on y applique, pendant des années
entières, des traitements subversifs avant de réclamer les soins éclairés d'un homme de l'art.

Ces plaies qui, au début, eussent marché à la guérison avec facilité et promptitude, acquièrent le plus
souvent, par la durée, une nature maligne. Elles creu-
sent les chairs, elles se rapprochent des os; leurs
bords restent à fleur de peau, résistants, indurés; le
membre entier gonfle, se déforme, et ces pauvres
malades arrivent peu à peu à l'état d'infirmité
cruelle, repoussante et tout-à-fait incurable.

Quelle que soit la cause initiale de ce grave état, la
petite plaie est traitée, dès le début, à l'aide de préparations que l'on dirait toutes inventées pour nuire
à la guérison spontanée qui arriverait assez souvent.
Tantôt c'est du beurre rance, et, pour n'en pas manquer, on en garde, dans certaines maisons, d'une
année à l'autre, de manière qu'il ait au moins un an
quand on l'emploie; quelques-uns pansent cette
plaie avec de l'urine ou les matières excrémentielles
de certains animaux — nous avons déjà vu ces ordu-
res fort en honneur dans la médecine interne. —
D'autres étendent sur le mal une couche de poix-ré-
sine que l'on recueille sur le tronc des pins.

Comme ces matières résineuses contiennent de la
thérébentine, et que cette substance est irritante au
point qu'elle produit, à l'état pur, l'effet d'un vésica-
toire ordinaire, on peut se faire une idée de la pro-

vocation qu'elle va exercer sur une plaie récente!
Aussi bientôt une suppuration, abondante s'en empare, la surface s'enflamme, les tissus circonvoisins
se ramollissent. Plus la plaie se montre rebelle, plus
on insiste sur l'emploi des drogues malfaisantes, plus
ainsi s'aggrave chaque jour le mal ; de minime qu'il
était au début, il devient, par le fait seul des moyens
de traitement, un mal important entraînant de graves conséquences.

Le plus grand nombre de ces plaies, que l'on observe si souvent sur les membres inférieurs des gens
de la campagne, n'a pas d'autre origine que ces pansements irrationnels. Au début, c'est une écorchure,
un bouton quelconque, un furoncle, un petit abcès.
Si l'on savait s'abstenir complétement, se confiant à
la bonne et intelligente nature, au bout d'un temps
de repos et de simple propreté, toutes ces choses
guériraient naturellement : un peu de charpie et de
l'eau fraîche y suffiraient. C'est donc bien aux traitements, aux onguents que le *passant* recommande,
onguent rouge, onguent bleu, onguent vert : le premier contenant du cinabre, les autres des vitriols
bleu ou vert, que sont dus les résultats les plus fâcheux. Quelquefois l'onguent vert est coloré avec
ce que tout le monde connaît sous le nom de vert-de-
gris, poison énergique; ces différentes drogues sont
incorporées à toutes sortes de résines communes, le
tout manipulé dans de mauvais vases oxydés.

Passons aux ulcères spéciaux, de leur nature incurables, par exemple les ulcères cancéreux. Cette es-

pèce de plaie s'observe rarement sur les membres, son siége ordinaire est le col, la face, les lèvres, le sein... Pour ce genre de maladies, les onguents dont nous avons parlé, le traitement prôné par les empiriques, les colporteurs, ont des suites encore plus funestes; ils précipitent un dénouement fatal qui existe, il est vrai, dans la nature du cancer, mais dont le terme se fait heureusement attendre, bien des fois, pendant un temps très-long.

En ces cas, il est un usage que l'on rencontre un peu partout en France, et qui conserve ici toute la puissance de la tradition, c'est celui qui consiste à appliquer sur l'ulcère un morceau de viande crue, que l'on renouvelle chaque jour.

L'origine de ce préjugé vient du nom cancer, qui lui-même est tiré de l'analogie d'aspect que les anciens auteurs avaient cru remarquer entre ce genre d'ulcère et le cancre ou écrevisse de mer, dont le corps arrondi, la surface irrégulière et les pattes radiées affectent un peu la forme de certains cancers ulcérés.

Ce nom, qui n'avait en vue que de rappeler une forme, du figuré passa au positif. Comme cette ulcération détruit les chairs saines des parties qu'elle envahit, on supposa que le nom de cancer ou cancre n'avait été adopté que pour rappeler que l'un et l'autre dévorent les chairs. Le cancer fut considéré comme dévorant, affamé, rongeur; on en fit une sorte d'individualité aux instincts carnassiers. Le public fut de bonne heure imprégné de ce préjugé.

De là l'idée de panser le cancer avec un morceau de
viande fraîche; il est logique de croire que, si le cancer dévore et absorbe, en lui offrant de la viande
fraîche, il dédaignera de manger celle du malade,
moins appétissante, pour se jeter sur le bifteck de
veau qu'on lui aura servi.

Que l'on ne croie pas que cet obscur préjugé
n'existe que dans la classe où il est favorisé par
l'ignorance, je l'ai rencontré dans le monde le plus
éclairé, le plus élégant, constatant, une fois de plus,
que les choses de la médecine ont la singulière propriété de favoriser les plus incroyables préjugés chez
tout le monde.

Je n'ai point signalé cette pratique à cause du mal
qu'elle peut produire. Un morceau de viande crue
offre une surface molle, douce, visqueuse, il ne peut
faire de mal par lui-même, à la condition qu'il soit
renouvelé très-souvent, car la chaleur de la plaie
favorise singulièrement la putréfaction, or, dans ce
cas, il pourrait en résulter de réels inconvénients.

§ **8.** — Après avoir montré le singulier préjugé
du pansement du cancer par la viande, je vais faire
connaître tous ceux qui existent relativement à la
rage.

Aucune maladie n'a plus exercé la crédulité publique que cette affreuse virulence; elle a, de tout
temps, inspiré un tel effroi, que son histoire nous
montre les préjugés et les erreurs les plus inatten-

dus s'attacher à ce mal. Cette erreur va si loin, et
l'homme qui en est atteint inspire une telle épouvante que, dans tous les temps, on a entendu raconter, avec naïveté et une foi parfaite, des choses étranges qui n'ont aucun fondement.

Ainsi, l'on entend dire un peu partout que l'on
donne la mort à ceux qui ont le malheur de devenir
enragés, on les étouffe entre *quatre matelas :* c'est
le cliché consacré; je n'ai jamais bien pu me rendre
compte pourquoi entre quatre matelas au lieu de
deux. Cela pourrait venir de cette autre phrase,
aussi très-employée : « on lui a ouvert les *quatre
veines,* » quelques-uns, faisant confusion, auront,
pour l'étouffement, employé *quatre matelas.*

Certain jour, me trouvant dans une société fort
bien composée où l'on parlait de ces choses, je fis
observer à un monsieur, instruit et intelligent, qui
partageait ces préjugés, que jamais pareille horreur
n'avait été commise, que la main du médecin ne
s'était jamais prêtée à cette besogne de bourreau;
que si, par impossible, quelqu'un se rendait coupable d'une pareille action, médecin ou autre, ce serait
un meurtre qu'il commettrait, avec préméditation;
qu'il appartiendrait dès lors au gendarme, au droit
commun, que les cours d'assises feraient de suite
justice de ce crime. Savez-vous ce qui me fut répondu assez aigrement, c'est que j'ignorais ce que je
devrais mieux savoir et qu'on allait m'en instruire.

Alors cette personne me raconta que de pareils
faits étaient fréquents et en preuve, qu'il s'était pré-

senté pareille circonstance, il n'y avait pas très-longtemps, dans la ville du Puy ; on indiquait la rue, la
famille de la personne ainsi mise à mort... Mais, capitaine, observai-je, car c'était un capitaine, pour
affirmer comme vous le faites et pour m'ôter le droit
de révoquer en doute ce que vous me dites, il faudrait que vous puissiez l'affirmer, que vous fussiez
témoin oculaire ?

Je n'y étais pas, me fut-il répondu, mais la personne qui me l'a appris est voisine de cette malheu-
reuse famille, habite la même rue, est même un
peu parente du défunt et ne peut se tromper sur aucune des circonstances rapportées par elle. Mon con-
tradicteur ne voulut pas en démordre et je dus par
convenance ne pas insister.

Je souriais tristement sous cape et me disais
comme le philosophe pisan : *E pur si muove !* Cette
petite discussion ne me surprit pas plus qu'elle ne
devait, car je sais, par une longue expérience, qu'il
est de la nature du préjugé de ne jamais se rendre,
même à l'évidence, et de s'appuyer toujours sur des
témoignages *irrécusables* qui n'ont aucun fondement.

Tenez pour certain qu'un grand nombre croit à
ces erreurs, quelqu'impossible que cela paraisse à
bien des gens sensés. Les médecins ouvrent les quatre veines aux enragés ou les étouffent entre des matelas — ce qui ne doit pas être commode à pratiquer
— à cause du danger auquel la société serait expo-
sée si on venait à négliger cette précaution !...

On assimile la rage chez l'homme à celle du chien,

relativement au danger qu'il fait courir à ceux qui
seraient exposés à sa fureur. On croit que le délire
qui s'empare du malade le porte, comme le chien, à
mordre ses semblables. Mais c'est là une erreur des
plus grandes. Les chiens, les animaux carnassiers
mordent parce que, sous l'influence du délire rabi-
que, ils obéissent aux instincts de leur nature.

L'homme, atteint de délire pendant la dernière période de la rage, s'agite dans des convulsions qui
ont la plus grande analogie avec celles qui accompa.
gnent les fièvres cérébrales, ataxiques et autres,
mais l'action de mordre n'étant pas dans sa nature,
le sentiment de ce besoin, instinctif chez les carnassiers, ne se produit aucunement chez lui.

Si l'on a pu observer quelque malheureux en proie
à cette maladie terrible, engageant les personnes
qui le soignent à s'éloigner de peur d'être mordues
par lui, c'est qu'il est poursuivi par cette croyance
commune et qui le tourmente par son souvenir, il
craint, comme cela se répète, qu'à un moment donné
il ne soit plus maître de lui et ne morde involontai-
rement. Il est certain qu'on ne court aucun danger
en donnant des soins à un hydrophobe; quand on
emploie des gilets de force, c'est dans son intérêt et
pour le maintenir : il n'est jamais survenu à qui que
ce soit le moindre mal de ce fait.

Une autre croyance erronée, c'est celle du nombre
des cas d'hydrophobie chez l'homme; on les croit fréquents, tandis que rien n'est plus rare. La moyenne,
en France, est de vingt cas par an ; vingt cas pour

17

trente-sept millions d'habitants! On conviendra que cette moyenne est rassurante et l'éventualité peu menaçante.

On peut faire la même remarque pour les animaux, chez les chiens surtout, où l'on croit la rage très-commune. Aussi, suffit-il qu'une personne soit mordue par un chien pour qu'aussitôt la terreur s'empare d'elle. Ceci nous permettra de nous rendre compte de la vogue extraordinaire de certains remèdes, de certains secrets supposés, que posséderaient maintes personnes, pour guérir la rage.

· On peut dire que, sur mille personnes mordues, la vraie proportion de celles menacées n'est probablement pas, en moyenne, d'une unité, d'abord, parce que l'immense majorité des animaux auteurs de la blessure n'étaient pas malades, puis, y en eût-il quelques-uns de malades de la rage, pour qu'elle soit communiquée, il faut que la blessure soit faite de manière que le virus, contenu dans la bave de l'animal, pénètre dans la plaie et y soit absorbée. Or, les morsures faites à travers les vêtements qui essuyent la dent ne peuvent être que rarement suivies d'accidents, il n'y a pas d'inoculation (1). Ceci explique les

---

(1) Pour administrer la preuve complète de la rareté de l'infection chez l'homme mordu par un chien enragé, il suffit de citer les expériences nombreuses faites sur l'espèce canine où la contagion est la plus facile à propager : les inoculations expérimentales n'ont jamais donné plus de 30 0/0 de succès.

grandes réputations de certains remèdes secrets. Les intéressés, possesseurs de ces spécifiques, peuvent, à bon droit, se vanter de l'avoir administré des milliers de fois sans un seul insuccès.

De tout temps, on a vu proclamer ces cures merveilleuses. Au moyen âge et jusqu'au dix-septième siècle, deux superstitions, plus tard condamnées par l'Eglise (1), ont régné pendant des siècles. Ce fut la *taille de saint Hubert,* qui consistait à fendre la peau du front et à y introduire un brin de l'étole du saint, ou bien l'ustion par les *clefs de saint Pierre,* s'appliquant sur la plaie ou brûlant la peau du front. Cette cautérisation se pratique encore sur le front des chiens dans beaucoup de localités. L'origine de cet usage singulier se trouve ainsi expliqué. Le succès de ces deux pratiques était universel, par la même raison que nous avons donnée plus haut pour les nombreux remèdes secrets qui se débitent dans ces cas, c'est à-dire la guérison certaine.

Leur composition varie à l'infini ; ils n'ont entre eux aucune analogie ; mais qu'importe ? Ils guérissent tous. Ici, c'est du vin blanc dans lequel on a fait infuser des écailles d'huître calcinées ! Ailleurs, de la poudre de camomille et de vipérine ! La graisse de chrétien est fort estimée ! La raclure de corne de cerf aussi !... Tous ces ingrédients ont le même suc-

(1) Décision des docteurs en théologie de Paris, 1671. *Histoire des superstitions,* tome II.

cès; d'où l'on peut conclure que nous avions raison
d'affirmer l'inanité de leur action d'abord, et le nombre infime de personnes exposées à voir se développer
la rage, parmi celles qui ont été mordues.

Il faut que l'on sache bien que l'hydrophobie ne
peut être combattue qu'au moment de l'inoculation du
virus dans la plaie récente et par les caustiques. Si
cette vérité est assez triste, on doit, par contre, se
rappeler ce que nous avons dit du petit nombre de
personnes atteintes pendant le cours d'une année,
dans la France entière. Il y a de quoi se rassurer.

§ 9. — BLESSURES RÉCENTES, HÉMORRAGIES.

Rien ne montre mieux combien, dans le monde, on
ignore les choses élémentaires en médecine, que les
procédés usuels pour le pansement des plaies simples, de celles qui sont le résultat d'accidents par
des instruments tranchants. On observe à la campagne, beaucoup d'accidents de ce genre très-graves.
Ce sont des coups de hache, des blessures produites
par la faucille pendant les moissons ou par la faulx
pendant les fenaisons. Dans la ville, ce sont les bou-
chers, les cuisinières qui sont le plus exposés. Les
coupures par bris de vitre, de porcelaine, les chutes
sur des rebords tranchants produisent les mêmes résultats, c'est-à-dire une division nette des chairs, et
la production d'une ouverture à bords réguliers
abreuvée de sang et plus ou moins profonde.

Nous nous occuperons d'abord des erreurs que l'on commet dans le pansement des plus simples, celles qui ne donnent pas lieu à une hémorragie notable, pour lesquelles on n'est pas obligé de recourir à la ligature des vaisseaux.

Il est bien rare que le médecin soit appelé pour une coupure, même étendue, qui se présente dans ces simples conditions. Ici, comme pour le traitement des ulcères, chacun a ses traditions et traite à sa manière. Parmi ces moyens nombreux, tous mauvais, les plus faciles, à la portée de tous et les meilleurs sont les seuls qui ne soient pas employés.

Sitôt qu'une coupure est produite, chacun apporte son conseil. Il est un côté par lequel tout le monde s'accorde, quel que soit le moyen proposé, on ne manque jamais d'introduire le médicament entre les lèvres de la plaie. Tantôt c'est une solution concentrée de sel de cuisine, de l'eau-de-vie pure, ou bien certains baumes ou teintures diverses dont on a provisions, par exemple d'aloès ou élixir de longue vie, de résines ou baume du commandeur, ou de plantes aromatiques sous le nom fameux de vulnéraire, eau d'arquebuse. D'autres fois, on introduit là-dedans des toiles d'araignées, de la cendre, de la suie, du tabac en poudre, ou enfin l'on panse avec toute espèce d'onguents qui ont pour base la thérébentine.

Quelque soit le moyen employé, son action se porte sur les surfaces vives et délicates de la division toute fraîche des chairs. Le premier et évident résultat est

de leur enlever une partie de leur exquise vitalité ; on
opère ainsi sur elles un véritable effet de cautérisation.

Il arrive alors forcément que les lèvres de cette
division, qui avaient la plus grande tendance à se réunir, à adhérer, sont frappées de stupeur et d'inertie ;
leur surface se recouvre bien vite d'une couche de
matière qui s'y organise très-rapidement et qui a pour
but de défendre les extrémités des vaisseaux et des
tissus divisés contre l'action blessante des agents ex-
térieurs ; alors ces extrémités divisées ne peuvent
plus se réunir directement, se coller les unes aux autres. Dès ce moment, la guérison va devenir difficile
et la cicatrisation va prendre un temps infini.

Le mécanisme de la cure ne sera plus le même ; la
plaie ne pourra désormais se fermer qu'après une
longue suppuration, qui devra provoquer un bourgeonnement confus et la régénération des surfaces
qui, s'avançant peu à peu l'une vers l'autre, finiront
par adhérer sous l'influence d'un mécanisme aussi
compliqué que le premier eût été simple : la réunion
immédiate est toujours désirable.

En effet, si l'on se contente, après un accident de
ce genre, de presser sur les lèvres de la division pour
les rapprocher et les mettre en contact, sans permettre à la moindre drogue, au moindre corps étranger
de s'introduire dans l'ouverture : si l'on maintient ce
rapprochement à l'aide de quelques tours de bande,
de liens quelconques, de bandelettes collantes, que
l'on recouvre simplement de linge propre s'opposant

au contact de l'air, on est jeté dans l'étonnement par
la rapidité avec laquelle s'accomplit la guérison. Les
blessures les plus larges se referment, se collent in-
timement, et il arrive qu'après cinq à six jours, de
grandes solutions de continuité se trouvent guéries
comme par enchantement.

Il suffirait donc, pour bien faire, de s'abstenir. C'est
qu'en effet, les chairs, séparées nettement et fraîche-
ment divisées, ont une tendance naturelle à reprendre leurs rapports, à se ressouder très-vite. Cette
tendance est si grande, que des parties entièrement
séparées, comme le bout d'un doigt par exemple, remises exactement en rapport et maintenues ainsi,
reprennent parfaitement, pourvu qu'il ne se soit pas
écoulé plus de dix minutes depuis le moment où la
partie a été séparée. Cette restauration s'opère par
adhérence immédiate, car, si le travail de suppuration a le temps de s'établir, c'en est fait du succès.

Or, que fait-on quand on introduit ainsi dans une
plaie fraîche des poudres, des baumes, des onguents?
On rend la suppuration inévitable et, par conséquent,
la cicatrisation immédiate impossible. Il ne reste plus
à la nature que le travail de réparation inséparable
d'une longue suppuration.

Si le public y réfléchissait un instant, si les procédés traditionnels et le préjugé n'obscurcissaient
toute question, l'analogie suffirait seule à empêcher
de pareilles erreurs. Voyez le jardinier quand il pratique une greffe, soit à l'écusson, soit à la fente, il
met un soin très-minutieux à empêcher que toute

matière étrangère puisse se glisser entre les parties
qu'il veut faire adhérer et souder ensemble! Quand
il a mis en rapport immédiat et aussi intime que possible, les parties de l'écorce et de l'aubier qui doivent se réunir par un acte vital propre au végétal
qu'il greffe, il recouvre avec soin le tout de substances isolantes, résine, fils de soie, terre glaise, de manière à empêcher que les surfaces vives ne puissent
être mises en rapport avec la poussière, les insectes,
même l'air. Ce n'est, il le sait bien, qu'à cette condition qu'il réussit. Si les surfaces ont été mal tran-
chées, si la terre s'introduit entre elles, si l'air les
dessèche, on les voit se cicatriser séparément, et ce
n'est qu'au bout d'un temps très-long, plusieurs années, que la réparation naturelle s'effectue, que la
plaie est effacée, au lieu de quelques jours qui suffisent, si on a opéré régulièrement.

De même, si une branche surchargée de fruits, ou
poussée par un effort des vents, vient à se fendre à
l'aisselle, aussitôt on l'appuye, on la rapproche par des
liens, on fait tout ce qu'on peut pour la maintenir en
contact immédiat, on se garderait bien d'introduire
dans la plaie une substance quelconque, chacun sent
qu'elle s'opposerait au contact régulier des deux surfaces, contact indispensable pour la soudure. Eh bien,
ce que l'on comprend et l'on pratique si parfaitement
en horticulture, on l'oublie quand il s'agit de plaie
animale, on bourre les blessures de poudres, d'onguents, de corps étrangers qui s'opposent à la réunion immédiate.

En résumé, rien de plus simple qu'un bon traitement des plaies récentes ; il suffit de ne rien employer qu'un peu d'eau tiède pour nettoyer et enlever le sang desséché et de rapprocher les bords sanglants.

Si la blessure siége sur des parties qui, par leur conformation, rendent le rapprochement des bords difficile pour les personnes étrangères à ces petites manœuvres, il faut se hâter d'appeler un médecin, et, en attendant son arrivée, savoir résister à tous les donneurs de conseil qui ne manquent pas d'accourir chacun avec son remède infaillible, eau-de-vie de lis, feuilles de baume, persil haché, arquebuse, eau de sel, vin sucré, tabac en poudre...

§ 10. — DES HÉMORRAGIES, SUITE DE BLESSURES.

Les blessures par les corps tranchants ne sont pas toujours aussi simples que nous venons de les supposer ; elles peuvent intéresser les os, les articulations, elles acquièrent alors beaucoup de gravité. Dans ces cas, l'intervention du médecin est indispensable. Mais il est une complication de ces blessures qui fait naître de graves erreurs, ce sont les hémorragies ; nous entendons parler ici de celles produites par l'ouverture d'un vaisseau.

Le sang est contenu dans deux espèces de canaux, les veines et les artères. Les veines contiennent du sang noir ; les artères, du sang rouge vif. Donc, le sang contenu dans les vaisseaux n'est pas de même nature, ainsi que l'indique la différence de couleur ; de plus, il circule en sens inverse. Le sang des veines circule des extrémités vers le cœur, celui des artères circule du centre à la circonférence. En d'autres termes, le sang des veines vient des membres au cœur et celui des artères chemine du cœur aux membres.

On comprend de suite de quelle importance est la connaissance de la nature du vaisseau ouvert! Si c'est une veine, il faudra, pour s'opposer à l'hémorragie, comprimer, soit avec la main, soit avec une ligature, sur la lèvre de l'ouverture qui est du côté des extrémités. Si, au contraire, c'est une artère, il faudra exercer la pression du côté opposé, c'est-à-dire du côté du centre, puisque c'est par le cœur qu'arrivera le sang.

Supposez que l'on fasse le contraire, que l'on comprime à rebours, c'est-à-dire la veine du côté du cœur et l'artère du côté des extrémités, on opérera alors en sens inverse de la direction du sang vers l'ouverture, et, au lieu d'arrêter l'accident, on l'augmentera. On donne à l'hémorragie une grande énergie, on la favorise autant qu'il est possible, on l'entretient, on la produit même si c'est un faible vaisseau, car elle s'arrêterait spontanément sans cette fausse manœuvre.

Que de fois n'avons-nous pas été appelé auprès de malheureux qui s'en allaient mourant de l'hémorragie entretenue par les liens qu'on avait mal à propos appliqués à la suite de blessures des membres. Nous

arrivions, nous constations la bévue, nous coupions
à la hâte les liens homicides et l'écoulement du sang,
déjà ralenti par l'affaiblissement du malade, s'arrêtait comme par enchantement, au grand étonnement
des assistants, dont les mieux intentionnés et les
plus courageux venaient de mettre en péril celui qu'ils
avaient voulu sauver.

Il importe donc de bien faire cette distinction et,
en présence d'un accident de ce genre, de se demander, de suite et avant tout, quel est le vaisseau ouvert : Est-ce une artère? est-ce une veine? Rien n'est
plus facile à déterminer.

On se rappelle ce que nous avons dit de la différence de couleur : le sang veineux est d'un rouge
noir, le sang artériel, d'un rouge vif écarlate; mais,
il y a un symptôme qui, à première vue, ne saurait
permettre la confusion; le sang veineux coule à jet
continu ou bien en nappe, tandis que le sang qui sort
d'une artère jaillit au loin avec violence par jet sac-
cadé et intermittent, dont chaque battement du cœur
détermine l'impulsion.

On se rend bien compte de ces différences, en se
rappelant ce que nous avons dit des deux directions opposées, des deux courants du sang. Nous avons vu
que le sang veineux coulait de la circonférence pour
se rendre au cœur et que l'artériel partait, au contraire, du cœur à la circonférence. Le sang veineux
n'est donc poussé par aucun mécanisme actif, il circule lentement et d'une manière continue, par la seule
élasticité des vaisseaux. Le sang artériel, au contraire,

est poussé violemment du cœur à la circonférence et,
comme le cœur a des battements alternatifs, le sang
reçoit une impulsion alternative, ce qui fait que, lorsqu'une artère est coupée, le jet est poussé plus violemment et par saccades.

Quand donc on a une artère ouverte — et il n'est
plus possible de s'y méprendre après ce que nous
avons dit — il faut comprimer sur le côté de l'ouverture qui est du côté du cœur; quand c'est une veine,
il faut comprimer sur le côté de la blessure, du côté
de l'extrémité des membres. Une manœuvre contraire, soit pour une hémorragie entretenue par les
veines, soit pour celle provenant d'une artère, amè-
nerait fatalement la mort en peu de temps, et ne
donnerait pas au médecin le temps d'arriver.

§ **11.** — Un accident assez fréquent, celui de
l'asphyxie par submersion, donne lieu aussi, de la
part des personnes les mieux intentionnées qui s'em-
pressent autour d'un noyé, à de graves préjugés qui
doivent être signalés dans un livre qui, comme celui-ci, a pour but unique de combattre les erreurs
qui se commettent au détriment de la santé publique
et qui, par sa forme vulgarisatrice, s'adresse à tous.

On croit généralement, et cela malgré tout ce que
les médecins ont fait pour prévenir le public du contraire, que les personnes submergées par les flots
meurent surtout par la grande quantité d'eau qu'elles
avalent et aussi par celle qui s'introduit dans l'appareil de la respiration.

Quelle que soit, au reste, la manière de concevoir cette absorption, la première chose que l'on fait en retirant de l'eau une personne à laquelle on veut porter secours, c'est de lui élever les jambes et le tronc, de placer la tête en bas — on a été jusqu'à suspendre le noyé par les pieds — et cela dans le but de faire écouler au dehors l'eau qui l'étouffe.

Là, tout est erreur : l'explication de l'accident et les moyens employés. Le malheureux qui se noie n'avale que deux ou trois gorgées d'eau. Pour que l'eau s'introduisît dans l'estomac, il faudrait des efforts prolongés de déglutition; si on n'avale pas, l'eau ne peut s'infiltrer dans l'estomac. Quant à l'introduction de l'eau dans les bronches ou conduits de l'air dans les poumons, l'eau ne saurait s'y introduire qu'en très-faible quantité.

La première sensation douloureuse de l'homme qui se noie naît de l'absence de la respiration; instinctivement, il reste un instant sans respirer, mais bientôt le sentiment de la suffocation provoque impérieusement la respiration. Comme il est sous l'eau, le mouvement de respiration a pour effet, non plus d'introduire de l'air comme d'habitude, mais bien de l'eau. Or, les premières gouttes de liquide s'engageant dans ce que l'on nomme la glotte, qui est l'ouverture par laquelle l'air a l'habitude de s'introduire dans les poumons, ont pour effet de produire son occlusion, et cela de suite, violemment, en sorte que rien ne peut plus s'y introduire.

Chacun sait que, lorsqu'en buvant, quelques gouttes de liquide se trompent de *route,* et vont se présenter à l'autre ouverture, au lieu de suivre celle des aliments à laquelle elles étaient destinées — ce que, communément, on appelle *avaler de travers* — il se produit une lutte convulsive de cet organe contre le liquide; il est repoussé avec une telle violence que, pendant un instant, la glotte ne peut plus s'ouvrir même à l'air, et que ce n'est que lentement et avec ménagement que cette ouverture consent de nouveau à le recevoir, tant elle craint de voir reparaître le liquide ou les miettes qui étaient tombées par accident dans son ouverture.

Donc, l'homme qui se noie n'avale point d'eau et il n'en pénètre, dans le poumon, qu'en très-minime quantité. Quand, à l'ouverture du corps des noyés, on trouve une certaine quantité d'eau dans les bronches, elle s'y est introduite après la mort, et alors que la glotte, privée de sensibilité, a laissé ce liquide, poussé par la pression, s'y glisser en quantité notable.

Le submergé qui reste plus de deux minutes sous l'eau y meurt presque toujours; cet espace de temps suffit, en moyenne, à l'extinction de la vie. Mais, comme dans un certain nombre d'exceptions, on voit survivre pendant trois, quatre, cinq et jusqu'à dix minutes et plus d'immersion, il convient de ne pas se décourager dans les soins à donner.

Comment meurt-on dans ce genre de mort? Ce ne peut être que de deux manières, ou par défaut de respiration, ou par congestion apoplectique. Souvent, sans doute, par l'influence de ces deux causes réunies. Dans une de ces suppositions est toujours la certitude. Eh bien! dans l'une comme dans l'autre, la position de la tête en bas ne peut qu'augmenter le danger, car cette position est éminemment propre à favoriser et l'asphyxie et la congestion du cerveau.

C'est donc à favoriser le retour des fonctions du cerveau et de la respiration qu'il faut s'appliquer dans les secours à donner aux personnes que l'on retire de l'eau, menacées d'asphyxie.

Il faut, en conséquence, les placer sur un plan incliné, en sens inverse de ce que l'on a l'habitude de faire, c'est-à-dire, la tête haute; rappeler la circulation et la chaleur à l'aide de frictions énergiques, longtemps continuées; ouvrir largement les mâchoires, insuffler de l'air dans la bouche; la syncope, étant quelquefois un des éléments de la situation, soit qu'elle résulte de la suspension de la respiration, soit de l'impression morale vive qui se produit au moment de l'accident, il faut solliciter le retour de la sensibilité par des excitants. La douleur étant propre à ce but et facile à produire, on ne doit jamais oublier d'y avoir recours : on pratique des piqûres, des pincements, des brûlures, tout ce qui peut exciter une plainte, une aspiration.

Surtout qu'on ne se lasse pas dans la mise en pratique de ces moyens, on a vu, après une demi-heure et plus, des personnes, en apparence frappées de mort, revenir à la vie et couronner, d'un succès inattendu, les efforts de leurs sauveteurs.

§ 12. — DE L'ÉPILEPSIE OU MAL CADUC.

Cette triste maladie étant une de celles dans lesquelles échouent le plus souvent les moyens de traitement a été, de tout temps, l'occasion de promesses
fallacieuses de la part des empiriques qui ont, encore
ici, abusé de la crédulité publique en exploitant une
foule de dupes.

Les causes et la nature de cette cruelle maladie
parurent si obscures, et ses manifestations si étranges aux anciens, qu'ils lui donnèrent le nom de *mal
sacré*, et qu'ils la regardaient comme suscitée par
le courroux des dieux.

Le défaut de causes positives, les insuccès fréquents des traitements institués par la science, le
désir ardent, impérieux, de guérir d'une maladie
qui fait de sa victime un paria de la société, ont con-
tribué à accréditer une foule de remèdes qui, tour
à tour, ont joui d'une célébrité usurpée. Que n'a-
t-on pas employé? Que n'a-t-on pas vanté?

Les vers de terre mangés crus et vivants, le
crâne humain réduit en poudre, la cervelle de cor-
beau, le sang chaud, le dos du lézard, le foie de
taupe, les crapauds, la bile d'ours, la matière excré-
mentielle des nouveaux-nés, *meconium*, celle de
l'hirondelle, du paon..., la corne du pied droit de
derrière de l'élan, et voyez jusqu'où va l'imagination : on prétendait que cet animal, poursuivi à la

chasse et serré de près par la meute, tombait en des accès d'épilepsie, mais que, dans sa chute sur le sol, il ramenait le pied droit de derrière dans son oreille, ce qui le guérissait aussitôt et lui permettait de reprendre sa course : de là l'idée de son emploi chez l'homme épileptique.

De nos jours, certaines personnes se font une vogue en livrant un remède dont la base est la valériane. On voit, de tous côtés, accourir les pauvres malades vers cette panacée, qui attire un grand concours dans un département voisin. Cette nouveauté, déjà conseillée par Gallien, en l'an 131 de notre ère, délaissée pendant des siècles, reprise d'une certaine célébrité à l'occasion d'une prétendue guérison survenue dans la fameuse maison des *Columna* de Messine, est donnée aujourd'hui comme une découverte; mais le secret, comme on le voit, date de loin.

Il faut que le public sache bien que l'on ne peut rien attendre de tous ces remèdes secrets que leur vante le charlatanisme. Nous avouons que la science médicale ne produit pas encore de nombreuses guérisons. On peut dire cependant que la recherche des causes et le mécanisme physiologique des accès, de mieux en mieux appréciés, ont déjà donné des résultats pratiques. On est arrivé à démontrer que cette convulsion, qui émane d'un trouble cérébral, peut être produite par des causes diverses, les unes ayant leur siège dans le cerveau lui-même, les autres dans les voies digestives, d'autres encore pro-

15

venant de l'excitation des extrémités nerveuses dans les viscères ou dans les membres. On a classé les différentes épilepsies, on n'en reconnaît pas moins de six à huit, dépendant de causes diverses, et ayant leur origine dans les régions les moins similaires.

On voit bien, dès lors, que ces causes, de nature si différentes, ne sauraient être combattues par un moyen unique, par un remède en un mot. Il n'y a qu'un traitement rationnel, institué par un homme de l'art, qui puisse obtenir un certain nombre de guérisons.

Raisonnons familièrement de tout cela. N'est-il pas évident que, si les accès tiennent à une congestion du cerveau, la saignée pourra être utile ; si la cause est dans l'intestin, si elle se rattache à la présence des vers, les évacuants seront indispensables ; si elle naît d'une fonction supprimée, c'est elle qu'il faudra rétablir ; si elle siége sur le trajet des filets nerveux des membres, soit par suites de blessures ou de productions anormales, on devra agir par les moyens chirurgicaux, etc..?

La crise proprement dite, l'attaque comme l'on dit, étant toujours le résultat de causes dissemblables, n'est-il pas évident qu'un agent, un moyen unique, un remède quelconque, ne saurait convenir au traitement de tous les cas d'épilepsie ? Traiterez-vous également, et par le même moyen, l'épilepsie des enfants, qui peut tenir à une vive émotion, au travail dentaire, à la présence des vers, aux suites de la scarlatine, à une irritation cérébrale, aux digestions laborieuses et bien d'autres causes encore, telles que la syphilis ?

C'est à vaincre ces causes multiples qu'il faut viser, on ne saurait donc trouver un spécifique contre les convulsions de l'épilepsie, c'est donc *indispensablement* qu'il faut avoir recours à un homme compétent, pour qu'il institue un traitement vraiment rationnel.

Si je disais que les hommes de l'art peuvent, dans tous les cas, préciser la cause du mal, j'irais au delà de ma pensée, car ces causes présentent souvent beaucoup d'obscurité ; il n'est pas moins évident que lui seul pourra, avec quelque utilité, prescrire un nouveau traitement, en cas d'insuccès du premier, et se rapprocher forcément de celui qui, en définitive, conviendra le mieux.

Je voudrais pouvoir espérer que toutes ces explications porteront la conviction dans l'esprit du public ; qu'elles le prémuniront contre cette confiance aveugle en des remèdes impuissants, pour lesquels il paie une énorme contribution à d'audacieux médicastres. Qu'il cessera vainement d'épuiser ses petites ressources à faire de longs voyages pour se procurer ces spécifiques renouvelés des Grecs, dont je parlais en commençant.

La liste des erreurs, dans tous les cas de maladie, celle des préjugés que le public nourrit, serait inépuisable ; un semblable travail nous entraînerait au delà des limites que nous devons nous imposer. Nous avons dû nous borner à signaler les erreurs qui sont le plus fréquemment commises dans nos montagnes.

Mais, avant de terminer, il nous a paru très-utile de jeter un coup d'œil rapide sur les préjugés ou les mauvaises habitudes qui se rencontrent dans l'usage des matériaux de l'hygiène.

§ 13. — DES ERREURS DANS L'HYGIÈNE.

Qu'est-ce que l'hygiène ? C'est l'art de conserver la santé ; cette partie des sciences médicales embrasse une vaste étude, où toutes les choses qui peuvent en déranger l'équilibre et qui, par conséquent, sont nuisibles à l'homme en état de santé, doivent être étudiées : c'est l'étude de l'homme sain, individuellement et en société.

L'homme vivant en société, il résulte de la réunion et des agglomérations de populations, des avantages et des inconvénients publics pour sa santé. Il y a donc une hygiène publique comme il y a une hygiène privée et, par ce côté, l'hygiène se lie à la législation.

Dès la plus haute antiquité, on voit, non-seulement les législateurs civils, mais aussi les enseignements et les prescriptions religieuses s'appliquer avec soin à cet objet. Chacun sait avec quelle autorité Moïse prescrit, en des cas nombreux et déterminés, des mesures d'hygiène privée concernant le régime dans certaines maladies, et des mesures d'hygiène publique applicables à la salubrité des habitations et des camps.

Nous n'aurions en aucune façon à parler ici d'hygiène publique, si nous n'étions heureux de trouver l'occasion de signaler un grave inconvénient qui naît, pour la santé des habitants, de certaines mesures législatives, en égard à la pénurie dans laquelle vivent en général les habitants de nos campagnes. Je veux parler de cet impôt, imaginé au moyen âge, qui s'applique aux ouvertures destinées à donner accès à l'air et à la lumière dans les habitations.

La première préoccupation architecturale du petit propriétaire qui construit est de faire à sa maison le moins d'ouvertures qu'il le pourra, de pratiquer des trous, des jours de misère, à la place de croisées qui seraient nécessaires. Aux défectueuses conditions dans lesquelles sont construites les habitations vient se joindre, par ce fait, un manque de jour et d'aération très-fâcheux qui contribue, pour une large part, à l'insalubrité des lieux.

Nos climats de montagne étant rigoureux, on se préoccupe aussi du froid, on fait tout ce qu'on peut pour se mettre à l'abri de ses rigueurs, sans qu'il en coûte davantage. Pour cela, au lieu de donner aux murs de bonnes épaisseurs, d'employer de bons matériaux, d'avoir des fermetures exactes, des cheminées bien faites, toutes choses qui seraient l'occasion de quelques dépenses, on a recours aux procédés primitifs, on fait comme certaines espèces hivernales, on s'enterre vivants : on construit en contre bas du sol, à une certaine profondeur. Si la déclivité du terrain s'y prête, on enfouit une des deux faces de l'édifice jusqu'au premier étage.

On élève ainsi des habitations qui, au lieu d'abriter et de protéger les jeunes générations qui doivent y recevoir le jour, conspirent, dès le bas âge, contre leur future santé. L'humidité y est extrême et telle qu'on voit très-fréquemment, pendant les temps de pluie, des filets d'eau courir à la surface du sol. Dans cet espace humide manquent l'air et la lumière comme je l'ai déjà dit, lumière, air indispensables à la salubrité d'une habitation, non-seulement pour les hommes, mais pour les animaux. Il n'est pas rare de trouver, dans nos campagnes, des écuries contenant quinze à vingt bêtes à corne sans *une seule* fenêtre ; aussi de fréquentes épizooties viennent-elles jeter dans le désespoir les fermiers pour lesquels le bétail est toute la fortune.

Le résultat forcé de cet état de choses, pour la famille et surtout pour les enfants, est déplorable ; les rhumatismes chroniques et déformants, les maladies de la peau pour les grands ; pour les enfants, ce manque d'air et cette humidité sont encore bien plus préjudiciables. Ces deux agents, l'air et la lumière, leur sont aussi indispensables que la nourriture. Dans l'acte de la respiration, l'air est chargé de purifier, de brûler tout ce qu'apporte le sang qui revient au cœur, en passant par le poumon qui est l'organe de la combustion, tout ce qui est crasse, matériaux vieux, impuretés.

Le poumon est un vrai foyer dans lequel s'opère une combustion continue. L'air, en brûlant le sang noir qui a servi, le purifie, le rend fluide et rose, en un mot, de sang veineux le fait repasser à l'état de sang artériel. Pendant cette combustion, il se produit la chaleur nécessaire à l'entretien de cet élément essentiel de vie; en même temps, les parties brûlées, comme par l'ouverture d'une cheminée, s'exhalent par la bouche, sous forme d'air impur, non respirable, et tellement chargé des gaz du charbon, que si trop de personnes se trouvent réunies dans un espace étroit et clos, elles souffrent et éprouvent de la suffocation.

Cela suffit à faire comprendre tous les désordres qui peuvent résulter, pour ces jeunes organismes, de la privation de l'air! Dans ces mauvaises conditions, les matériaux impurs qui devaient être brûlés ne le sont qu'en partie, ils vont être lancés de nouveau par le cœur dans tous les organes qui s'en étaient débarrassés. Alors on voit le principe de vie, veillant encore au salut de l'être, retirer de l'économie ces germes de mort, mais à quel prix? Tantôt en déposant ces matériaux nuisibles dans le poumon, où naîtra plus tard la phthisie si fréquente; tantôt dans les appareils lymphatiques, sous forme de glandes énormes qui ont leur siége autour du col et constituent ce que l'on nomme les humeurs froides, ou dans d'autres appareils, siéges du rachitisme, des scrofules, des caries osseuses.

Nous savons que chaque position sociale a ses

conditions naturelles de milieu, contre lesquelles on
ne peut pas tout ce qu'on voudrait. Certes, on ne
peut pas dire à un campagnard qui bâtit une ferme,
de consulter l'art des *Vitruve* ou des *Mansard*. Mais
on peut, on doit dire à nos populations rurales :
veillez sur vos constructions, si vous tenez à l'avenir de votre lignée, à la santé de vos enfants, à cette
robusticité qui vous est si nécessaire, qu'elle est la
source future la plus positive de votre aisance.

Elevez votre habitation au-dessus du sol au lieu
de l'y enfouir, car l'humidité, c'est la maladie, ce
sont les infirmités précoces ; pratiquez les ouvertures suffisantes à une bonne aération ; que l'air et la
lumière s'y jouent librement, car ils sont les éléments indispensables de toute vie. Voyez les végétaux, examinez ces pommes de terre oubliées au
printemps dans quelque recoin de la cave : les ra-
meaux qui en naissent sont pâles, étiolé, décolo-
rés comme ce pauvre enfant lymphatique qui se
traine au fond de la cuisine humide et enfumée ;
obéissant aux lois de la vie, elle dirige sa tige fragile vers le soupirail de la cave, franchit des obstacles nombreux, s'allonge outre mesure, contourne
les objets qui lui font obstacle pour chercher un peu
de cet air et de cette lumière qui lui sont indispensables. Puis, quand l'extrémité du rameau a pu atteindre l'ouverture et s'étaler au grand jour, voyez-le,
de pâle et souffreteux qu'il était, prendre de la con-
sistance, du blanc passer au vert ; il se développe, il
se colore, il vit...

Outre les conditions déplorables d'insalubrité où se trouvent les habitations rurales en général, le voisinage, on peut dire le contact immédiat de l'écurie, ajoute encore à la viciation de l'air. Les émanations des fumiers et, dans bien des cas, les écoulements du purin, infectent et souillent la pièce commune à la famille. Cette pièce n'est, le plus souvent, séparée de l'étable que par quelques meubles, derrière lesquels on entend le grognement de certains pachydermes dont l'olfaction achève de signaler le voisinage.

La rigueur du climat, dans nos montagnes, a fait adopter à nos pauvres fermiers des lits clos, afin de ne pas perdre le bénéfice de la chaleur vitale. Ce sont des espèces d'armoires ou placards, au fond desquels on couche sur un lit de feuilles de hêtre. Là, le père, la mère, plusieurs enfants et le berceau du dernier-né, suspendu à deux anneaux, se trouvent réunis pour la nuit. Quand tout le monde est entré dans cet espace étroit, on fait jouer les deux vantaux et toute cette famille passe la nuit dans une atmosphère impure d'où s'échappent, le matin, des vapeurs délétères et fétides.

Aussi les populations des campagnes perdent-elles beaucoup plus d'enfants en bas âge que les habitants des villes, et, si plus tard, la compensation s'établit dans l'âge adulte, elle doit tenir à l'espèce d'épreuve brutale à laquelle le jeune âge a été soumis et qui a éliminé les moins vigoureux. Il existe, sous tant d'autres rapports, de si bonnes conditions hygiéniques dans les villages et dans la vie agricole, au physique et au moral, que, si les divers inconvénients que nous avons déjà signalés dans l'hygiène venaient à être corrigés, nos campagnes offriraient les plus beaux types de robusticité possible. Car, malgré les causes d'insalubrité que nous indiquons, c'est là encore que vient se retremper l'espèce humaine, minée par les courants d'une civilisation énervante et passionnée.

La nourriture y est saine. Je regrette beaucoup moins le défaut d'usage de la viande que bon nombre de physiologistes. La santé des adultes, dans nos hameaux, est vraiment belle, et cependant on y connaît à peine l'usage de l'alimentation animale azotée. Nous croyons, en tous cas, ce régime plus conforme à notre nature que celui qui se compose presque exclusivement de viandes; c'est à cette dernière alimentation que l'on doit bien des maladies communes dans le monde et à peu près inconnues à la campagne, telles que la gravelle, la goutte...

Continuant notre petite revue de l'hygiène propre à nos campagnes, nous arrivons à l'usage des boissons fermentées. A cet égard, il y a lieu d'exprimer deux regrets qui sont : la privation qu'on s'en impose et l'abus qu'on en fait, expliquons-nous.

Dans la plus grande partie de la Haute-Loire et des départements montagneux qui l'environnent, le cultivateur ne récolte pas de vin, si ce n'est dans quelques territoires restreints. Il ne fait son apparition à la ferme que pendant l'accomplissement des

grands travaux de culture, la fenaison et la moisson.
Hors ce temps, le vin ne paraît jamais sur la table,
ni aucune autre boisson que l'eau. Par contre, lorsque nos paysans se rendent à la petite ville, au chef-
lieu, le dimanche, les jours de foire et de marché,
ou bien si, incidemment, on traite une affaire, ce qui
a toujours lieu au cabaret, on voit la douce et géné-
reuse excitation produite par les premiers verres du
liquide, qui fait couler dans les veines un sentiment
inexprimable de satisfaction, donner naissance au
désir immodéré de l'accroître. Ce désir est justement
impérieux, en raison de la privation habituelle. Les
habitudes d'économie et de parcimonie qui distinguent nos cultivateurs cèdent aux sollicitations du
plaisir ; on boit, on boit, si bien que, presque toujours, l'ivresse couronne ces longues séances au cabaret, si chères à nos villageois.

C'est alors un spectacle plein de tristesse pour celui qui, peu épris de la poésie bachique, considère,
en physiologiste et en moraliste, ce terrible résultat
d'un abus qui ne prend surtout sa source que dans
la privation habituelle ; car c'est toujours là où on
ne cultive pas la vigne que l'habitude de l'ivresse
est le plus commune. Ce spectacle hideux d'ivrognes
battant les murailles et faisant des chutes dans la
boue du ruisseau est à peu près inconnu dans ce
que l'on nomme, à bon droit, les pays vignobles.
C'est que là chaque cultivateur, consommant un peu
de vin à sa table, y trouve la satisfaction d'un besoin
avec lequel il se familiarise pour voir s'émousser
les tentations d'abus.

Le vin est bien certainement un des plus riches présents de la nature; si d'autres sont aussi néces- saires, nul n'est aussi agréable. C'est bien de lui que l'on peut dire excellemment *utile dulci*. Que chacun le répète aux habitants des campagnes : Bu- vez du vin, ce que vous ne faites pas à l'ordinaire, ce n'est pas fort cher, et ne vous grisez pas, ce que vous faites beaucoup trop et ce qui est très-dispendieux. Nous nous faisons un devoir de flétrir ici de pareilles habitudes; nous voudrions pouvoir le faire en traits fulgurants, afin que nul œil, à la campagne, ne fût soustrait à ces avertissements.

J'accomplis un devoir que m'impose ce travail. Si je flétris l'ivrognerie, si commune ici, ce n'est pas seulement pour rappeler que c'est là un vice dégra- dant qu'on a eu tort de comparer à ceux de la brute, car la brute ne va jamais jusqu'à ce degré d'*abru- tissement,* mais parce qu'il emprunte de l'actualité à un travail qui s'occupe exclusivement des erreurs populaires relatives à la santé publique. Je puis ajouter à l'appui de cette raison que, depuis bientôt quarante ans, l'expérience m'a appris que la moitié des pleurésies, des fluxions de poitrine, des rhuma- tismes articulaires aigus que l'on traite dans les villages ont pour origine et pour cause l'ivresse, les nuits passées en plein air, couché sur le sol; après avoir vainement cherché son chemin dans les champs, le besoin de faire un somme devient impé- rieux et on passe la nuit à la belle étoile. Le lende- main les passants retrouvent un malheureux, couché dans un champ, raidi par le froid ; à la suite de pareils oublis de soi-même et de sa famille, on rentre chez soi, mais la maladie, les dépenses, la misère entrent avec...

Ceci nous amène à parler d'une qualité, dont on a fait une vertu, et qui fait défaut aux habitants de la campagne. Nous voulons parler de la propreté de la personne, des soins que l'on doit à soi-même. Rien, en effet, de plus négligé dans nos fermes que ce genre de soins. Je puis assurer avoir interrogé nombre de vieillards qui m'ont dit n'avoir jamais pris un bain pendant tout le cours de leur longue exis_tence ! Tous les inconvénients qui résultent de cette négligence s'observent à la campagne. Afin de ne pas entrer ici dans des détails qui répugnent à une discrète publicité, je ne parlerai que des maladies qui, à l'aide de cet état de choses, s'établissent sur la peau Parmi celles-là il en est un grand nombre qui, toutes locales, ne reconnaissent pour cause que l'existence de germes parasitaires qui s'implantent là, à la faveur de la négligence, tels sont les lychens, la gale sèche, la dartre circinée, les teignes et tant d'autres. On dirait d'une terre frustre, négligée, laissée en friche trop longtemps, dans laquelle sont venues prendre racine une foule de mauvaises herbes. Il y a des familles entières couvertes de ces végétations animales, — qu'on me passe cette antithèse.

Sans doute, on ne peut pas, à l'exemple de l'antiquité grecque et romaine, dire aux législateurs de prescrire des mesures légales pour l'usage du bain, des douches, des piscines publiques, des massages et des pratiques hydrauliques à l'usage du peuple. La loi nouvelle, dans le christianisme, n'a rien non plus conservé des minutieuses prescriptions mosaïques concernant l'hygiène publique.

Cela tint peut-être à la lutte que dut tout d'abord engager la loi nouvelle contre les polythéistes; au moment où le spiritualisme prenait un nouvel essor, il eut surtout à combattre le paganisme. Or, ces derniers cultes avaient exalté l'importance du corps, des formes, de la beauté, de la grâce; tous ces dons faisant partie essentielle des attributs des dieux. La réaction dut être vive chez les premiers chrétiens, enfants du spiritualisme pur, en lutte avec les païens, leurs ennemis. On vit s'épanouir ces sentiments dans toute leur force, chez ces ascètes des premiers siècles qui mettaient une partie de leur mérite et de leur gloire à ne plus songer qu'avec un grand dédain à la partie matérielle de l'être, objet d'un oubli poussé aussi loin qu'il est possible de le faire.

Quand des temps moins exigeants en sacrifices de ce genre, quand l'observation et les lumières eurent protesté contre cette exagération coupable au point de vue de la vie et de la santé, alors une saine morale sut prescrire la propreté comme une vertu, recommandée indistinctement à tous.

Je m'adresse à toutes les personnes éclairées, à toutes celles qui ont le droit de se faire entendre au

milieu de nos pauvres populations, pour qu'elles se
joignent à nous et leur disent : ayez quelques soins
de votre personne, débarrassez de temps en temps la
peau des couches de poussière que la sueur de vos
utiles travaux y a collée ; ne permettez ni aux végétaux, ni aux animaux parasitaires de s'y établir et d'y
propager leurs espèces à l'abri des couches superpo-
sées d'épiderme desséché, de poussière et de sueur
que votre négligence laisse accumuler. Que cette
sueur, que fait couler l'exécution de vos nobles occupations, ne devienne pas un obstacle aux fonctions
multiples de la peau, en oblitérant ses pores.

Le bain est difficile, il est dispendieux, c'est un objet de luxe, par son prix, dans les petits ménages.
Mais y a-t-il une chaumière, si pauvre qu'on la suppose, dans laquelle on ne puisse se procurer un peu
d'eau et un morceau de linge? La friction d'un linge
humide vaut au moins autant que le bain, comme
moyen de propreté et pour rendre à la peau toute son
élasticité. Ou bien, quand la belle saison ramène une
bonne température, quand l'eau des ruisseaux qui
coulent aux environs de la ferme est attiédie, prenez
l'habitude le samedi, après le travail, d'aller visiter
leurs tranquilles méandres. Délassez-vous dans leur
onde quelques instants par semaine, tant que durera
la belle saison.

Si ces conseils étaient suivis, nul doute que vous
ne vissiez disparaître toutes ces maladies entretenues
par les parasites, cette honte de vos personnes, que
vous dissimulez à tous les regards. Vos santés se-

raient meilleures, vos enfants plus beaux, et vous ne
seriez pas contraints si souvent, quand le mal enfin
vous presse, à recourir au médecin et au pharmacien
pour avoir des lotions médicamenteuses, des pommades dont vous êtes obligé d'user pendant longtemps, et qui, chaque année, vous coûtent dix fois
plus que ne le serait la mise en pratique des soins
d'hygiène élémentaire que nous vous conseillons.

Aux classes élevées de la société, nous aurions bien
ici à adresser des reproches d'un autre genre, depuis
le régime de la table, dont les succulentes excitations
deviennent la source de toutes ces maladies étrangères aux populations rurales, jusqu'à celles qui
naissent, pour les dames, des usages imposés par les
modes et le besoin de luxe qui caractérise notre
époque.

Nous pourrions énumérer tous les inconvénients
graves qui naissent de ce despotisme qui impose à
toutes les statures, à toutes les conformations, des
formes de convention, une taille svelte obtenue, en
nombre de circonstances, à l'aide de ces instruments
violents qui ploient, sous l'énergie de leurs ressorts
d'acier, les organes les plus délicats, le cœur, les
viscères les plus importants de la digestion. .

Nous n'en ferons rien, par deux raisons : la première, c'est que ce sujet a été traité bien des fois, et
qu'il n'est que bien peu de celles qui bravent ces
dangers qui n'agissent en connaissance de cause; la
seconde, parce que cet aperçu de choses de l'hygiène,
éminemment élémentaire, est destiné surtout à éclai-

rer, sur quelques points essentiels, cette partie de la population dont les préjugés et les erreurs prennent naissance dans une ignorance qui est plus à plaindre qu'à blâmer.

RÉSUMÉ.

~~~~~~~~~~

Nous allons quitter la plume et terminer ici, cet opuscule destiné, par l'auteur, à être, pour certaines classes surtout, une initiation vulgaire aux choses de la médecine. Nous avons éprouvé, pendant ce travail, une véritable difficulté née justement du but poursuivi en faveur d'une certaine classe de lecteurs. Nous avons dû, abandonnant une forme plus facile d'exposition, bannir aussi absolument que possible le langage technique, qui est si commode, si concis et si expressif, pour y substituer une langue vulgaire que nous avons bégayée, parce qu'elle est difficile à créer. Les personnes qui ont un peu pratiqué les sciences comprendront bien vite la difficulté.

Dans ce travail destiné aux masses populaires, notre unique objectif a été de donner une idée de ce que sont les sciences médicales, sciences à peine soupçonnées par des populations qui assimilent au médedecin toute personne qui donne des conseils ou vend des remèdes. Que ces personne se présentent sur la place publique pour y débiter leur orviétan, qu'elles parcourent les campagnes, qu'elles prétendent à la possession de secrets, s'occupent de replacer les nerfs, les os, on ne distingue guère.

Qu'il y ait une science médicale, qu'elle soit enseignée en corps de doctrine, qu'elle exige de l'instruction, des travaux spéciaux pendant une partie de la jeunesse, que le titre de médecin n'appartienne qu'après de nombreuses épreuves à celui qui a pu le conquérir, et qu'il constitue, dans l'intérêt de la santé publique, un privilége exclusif que la loi protége, c'est là ce que beaucoup ignorent absolument.

J'ai donc voulu apprendre au plus grand nombre que la médecine est une science qui n'est et ne doit être pratiquée que sous l'œil d'une conscience éclairée et sous celui de la loi. Que ces précautions légales et universitaires lui assurent le droit à une confiance, qu'on lui marchande souvent, pour la prodiguer à une foule de personnes tout-à-fait étrangères à l'art médical, qui exploitent la crédulité publique, en retirant un lucre illicite de leur effronté charlatanisme.

Ensuite, ayant montré combien la science médicale était digne d'estime et de confiance, j'ai introduit personnellement le médecin sur la scène sociale et montré la mission, complexe dans son unité, de celui à qui la loi a confié le soin de la santé publique. J'ai tâché d'indiquer les qualités qu'il devait posséder pour mériter la confiance en toutes les choses qui dépendent de son ministère. J'ai dit aussi les défauts qu'il devait éviter et qui le rendraient moins digne de la considération publique.

J'ai cherché, jusque dans quelques lignes d'explications à propos des théories scientifiques, à raffermir la foi de ceux qui, jugeant superficiellement en ces matières, croient trouver en ces contradictions, bien plus apparentes que réelles, des motifs plausibles d'un doute, qui fait hésiter dans une confiance absolue.

J'ai voulu signaler et poursuivre les erreurs nombreuses qui ont cours dans les différentes maladies, en montrer les conséquences désastreuses ; faire appel au gros bon sens, dans des questions où celui de personnes qui se croient capables d'apprécier, se fourvoie si étrangement ; substituer, à des erreurs préjudiciables, des conseils utiles ; signaler, en un mot, un grand nombre de pratiques aussi absurdes que dangereuses, nées des préjugés, des traditions, des superstitions.

Si je suis parvenu à remplir utilement le cadre que je m'étais tracé, mon but sera atteint, car je n'en ai pas eu d'autre.

Aucune ambition personnelle ne pouvait être poursuivie par l'auteur, dans l'exécution d'un semblable écrit. Si la profession médicale devait profiter, plus tard, de la cessation de quelques abus, ce n'est pas lui qui en recueillerait les avantages, arrivé qu'il est à l'âge où l'on n'aspire plus qu'au repos : ce travail n'est pas l'aube d'une carrière, il en est le testament.

Le Puy, typographie de M. Px MARCHESSOU.

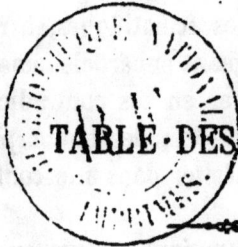

TABLE·DES MATIÉRES.